いつものお茶 ＋ 身近な食材で

まいにちの
ちょい足し
薬膳ドリンク

ホットも
アイスも！

小林香里 著
薬日本堂 監修

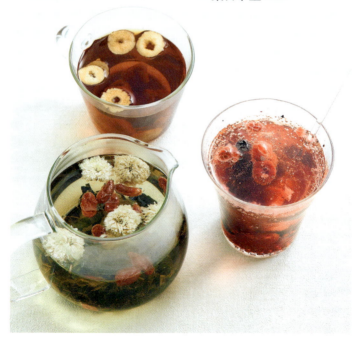

河出書房新社

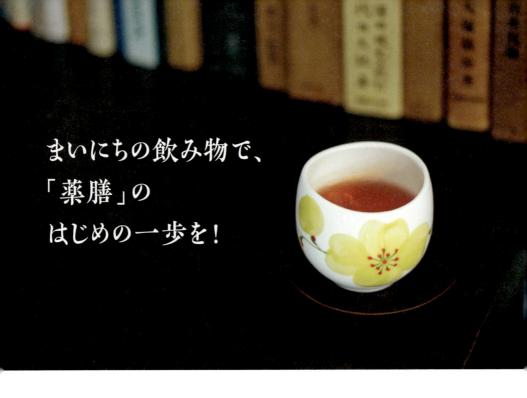

まいにちの飲み物で、
「薬膳」の
はじめの一歩を!

この本を手に取ってくださったみなさんは、
もしかして今、なにか不調を抱えていますか?
薬を飲んだり、病院にいったりするほどではないけれど、
からだが冷えたり、食欲がなかったり、肌や胃腸の調子が気になったり。
日々の小さな不調の改善に役立つのが「薬膳」です。
そもそも薬膳とは、漢方・中医学の理論にもとづき、
体質や体調、季節に応じて食材を組み合わせてつくる料理のこと。
一般的に生薬(漢方薬の材料)を使うものと思われることが多いのですが、
身近な食材も、性質や特徴を知って組み合わせれば立派な薬膳になります。
そんなふうに気軽に取り入れられる薬膳を提案したいという思いから、
漢方相談専門店の「薬日本堂」に勤めていた2015年に、
『いつもの飲み物にちょい足しするだけ!薬膳ドリンク』を出版しました。

あれから9年。現在の私は独立し、東京・自由が丘で漢方薬店「和氣香風」を
営みながら「薬日本堂漢方スクール」の講師も務めています。
いろいろな方のお悩みと向き合ううちに、「手軽に薬膳を取り入れられる

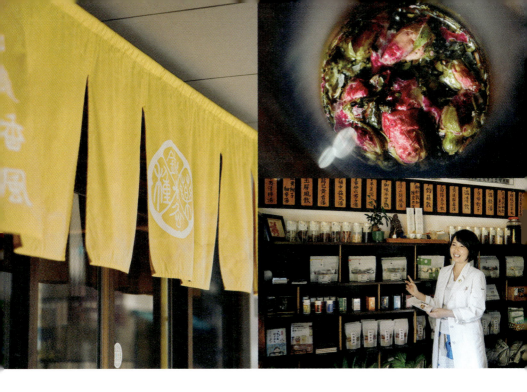

お茶をもっと伝えていけたら」という思いが次第に強くなり、
前著の続編として、この本をお届けすることになりました。
今回は、"ちょい足し食材"に生の野菜や果物も使い、
より身近な飲み方を提案します。また、「温度で冷やさず、性質で冷やす」のが
薬膳のきほんですが、近年の気候変動で猛暑が続くようになってきたため、
冷茶も加えました。さらに、旨味が豊富な乾物を使った
スープドリンクの"だし茶"など、より取り入れやすい飲み物も紹介します。

日々の仕事のかたわらで、私を助けてくれるのも薬膳ドリンクです。
たとえば、講義の前で緊張しているときには、「ジャスミン茶」に
「竜眼」(34ページ)を。のどが乾燥してきたなと感じたら、
「びわの葉茶」に「菊花」や「クコの実」(53ページ)を。
からだにやさしい飲み物があるだけで、こころまでホッとするものです。
この本がどうか、みなさんのお悩みに寄り添う一冊になりますように。

「和氣香風」小林香里

Contents

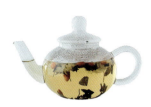

- 2 まいにちの飲み物で、「薬膳」のはじめの一歩を！
- 6 ちょい足し薬膳ドリンクってなに？
- 8 薬膳のきほん1 「五性」とからだの「寒熱」について
- 11 薬膳のきほん2 「五臓」を知っておこう
- 12 薬膳のきほん3 「気・血・水」でからだがわかる
- 14 自分のからだを知るタイプチェック
- 16 この本の見方

お茶に"ちょい足し"するだけの薬膳ドリンク

緑茶ベース
- 18 ＋ ミント
- 20 ＋ レモングラス
- 22 ＋ きゅうり

ほうじ茶ベース
- 24 ＋ なつめ
- 26 ＋ 丁子（クローブ）
- 27 ＋ りんご

烏龍茶ベース
- 28 ＋ 山査子
- 30 ＋ 菊花
- 31 ＋ パイナップル

ジャスミン茶ベース
- 32 ＋ 柚子の皮
- 34 ＋ 竜眼
- 35 ＋ レモングラス

紅茶ベース
- 36 ＋ シナモン・丁子（クローブ）
- 38 ＋ 柚子の皮
- 39 ＋ 竜眼

ルイボスティーベース
- 40 レッドルイボスティー ＋ 玫瑰花
- 42 レッドルイボスティー ＋ 竜眼・なつめ
- 43 レッドルイボスティー ＋ 山査子
- 44 レッドルイボスティー ＋ クコの実・ミックスベリー
- 46 グリーンルイボスティー ＋ 菊花
- 47 グリーンルイボスティー ＋ レモン

4

甜茶ベース　48 ＋ シナモン・生姜
　　　　　　50 ＋ 菊花・ミント

びわの葉茶ベース　51 ＋ 柚子の皮
　　　　　　　　　53 ＋ 菊花・クコの実

はと麦茶＆コーン茶ベース　54 ＋ 黒豆
　　　　　　　　　　　　　56 ＋ 高麗人参
　　　　　　　　　　　　　57 ＋ 黒胡椒

コーヒーベース　58 ＋ 杏仁霜
　　　　　　　　60 ＋ 黒胡椒

"ちょい足し食材"だけを組み合わせてつくる薬膳ドリンク

62　クコトマトソーダ
64　青じそと生姜の黒糖茶
66　酸梅湯（サンメイタン）
68　シナモン生姜レモネード
70　食べる薬膳茶
72　クコとベリーのビネガーシロップ
74　杏仁茶

"ちょい足し食材"でつくれる手軽な薬膳だし茶

76　高麗人参の椎茸だし茶
78　黒だし茶
80　梅と白ごまのかつおだし茶
82　切り干し大根とはと麦の昆布だし茶
84　ピリ辛干し海老だし茶
86　鹹豆漿（シェントウジャン）

88　薬膳ドリンクについてのよくある質問にお答えします！
90　この本に登場するお茶と食材

ちょい足し薬膳ドリンクってなに?

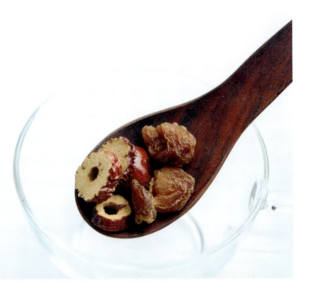

この本で紹介する"ちょい足し薬膳ドリンク"とは
いつもの飲み物に、薬膳で使う定番の素材や、からだによいはたらきをもつ食材を
"ちょい足し"してつくるドリンクのことです。

まずはこの本で、いつも飲んでいるお茶にどんなはたらきがあるのか
知ることからはじめてみましょう。
そのお茶に、別の食材をひとつかふたつちょい足しすれば、
からだの調子をととのえる薬膳ドリンクになります。
またこの本では、ちょい足し食材だけを組み合わせたドリンクも紹介します。

ちょい足しに慣れてきたら、90ページの「この本に登場するお茶と食材」を
見ながら、日々の体調や気候、気分に合わせて
自分だけのブレンドをつくることもできます。

ただし、朝起きてすぐ口にする飲み物としておすすめしたいのは「白湯」です。
白湯とは、水から沸かし、沸騰後に弱火で10〜15分沸かし続けたお湯のこと。
少し熱いくらいの温度まで冷ましてから口に含み、飲み込んだら、
丹田(おへそのあたり)に届くように意識を向けます。
体温も上がるので、一日のはじまりの習慣にするとよいでしょう。

きほんのつくり方

温かいお茶

- □ ティーポットにベースのお茶、ちょい足し食材を入れて熱湯（または指定された温度の湯）を注ぎ、蒸らして抽出する。
- □ ちょい足し食材が食べられる場合は、カップにすべて入れて、熱湯またはお茶を注ぐ。

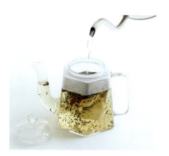

冷たいお茶

- □ ティーポットにベースのお茶、ちょい足し食材を入れて熱湯（または指定された温度の湯）を注ぎ、蒸らして抽出する。粗熱がとれるまで冷まし、冷蔵庫で冷やす。
- □ ちょい足し食材を温めたくない場合は、ティーポットにすべての食材を入れて水を注ぎ、冷蔵庫で一晩（6〜8時間）置いて、水出しにする。果物など、食べられる食材をちょい足しするときは、茶葉はティーバッグを使うか、お茶パックに入れるのがおすすめ。

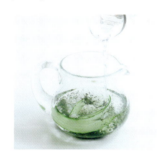

冷たいお茶を飲むときの注意

- お腹が冷えてしまうので、常飲しない。
- 気温が高いときの外出時などに飲み、一日に1〜2杯を目安にする。
- のどを潤す程度に口に入れ、ガブガブと一気に飲まない。

持ち歩きに

- □ 持ち歩き用のタンブラー*にベースのお茶、ちょい足し食材を入れて、熱湯（または指定された温度の湯）を注ぐ。ただし、お茶は入れっぱなしになるので、苦くなりにくい中国茶・はと麦茶・コーン茶を選んで。

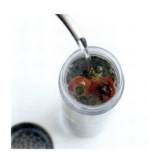

＊本書で使用したタンブラー「チャトル」（P28、35）は、「遊茶オンラインショップ」で購入できます。
https://youcha.shop/

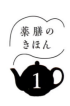

薬膳の
きほん
1

「五性」とからだの「寒熱」について

ここからは、本書で紹介する「薬膳ドリンク」の
理解を深めていただくために、"薬膳のきほん"についても
簡単に紹介したいと思います。

「五性」という言葉を聞いたことがあるでしょうか?
漢方の生薬や食材がもつ、
「寒性・涼性・平性・温性・熱性」という
5つの性質のこと。
おおまかには、からだを冷やすものは「寒性」と「涼性」。
「寒性」のほうが「涼性」よりも冷やす度合いが強くなります。
からだを温めるものは「温性」「熱性」で、
「熱性」のほうが「温性」よりも温める度合いが強くなります。
どちらにもかたよっていない中庸なものは「平性」です。

続いて、からだの「寒熱」についてもお話ししましょう。
寒熱は自分のからだの状態を知るひとつの手がかり。
からだに冷えがある状態を「寒証」、
熱がこもっている状態を「熱証」といいます。
わかりやすい症状で説明すると、「寒証」の人は寒がりで冷え症、
「熱証」の人は暑がりでのぼせやすい傾向がみられ、
本来は寒熱のかたよりのない状態がよいとされています。

「熱証」の場合は、「寒性・涼性・平性」の食材を、
「寒証」の場合は、「平性・温性・熱性」の食材を選ぶことで、
からだの状態がととのい、症状が緩和できると考えます。
この本ではこうした薬膳の考え方にもとづき、
からだの状態と季節を考慮して、お茶や食材を組み合わせています。

この本に登場する食材の「五性」

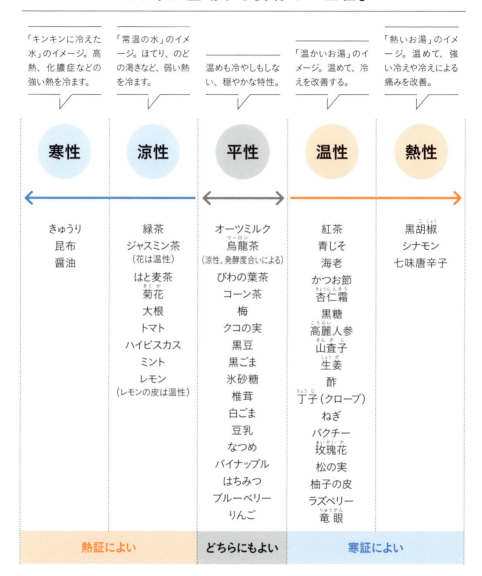

「キンキンに冷えた水」のイメージ。高熱、化膿症などの強い熱を冷ます。	「常温の水」のイメージ。ほてり、のどの渇きなど、弱い熱を冷ます。	温めも冷やしもしない、穏やかな特性。	「温かいお湯」のイメージ。温めて、冷えを改善する。	「熱いお湯」のイメージ。温めて、強い冷えや冷えによる痛みを改善。
寒性	**涼性**	**平性**	**温性**	**熱性**
←		↔		→
きゅうり 昆布 醤油	緑茶 ジャスミン茶 （花は温性） はと麦茶 菊花 大根 トマト ハイビスカス ミント レモン （レモンの皮は温性）	オーツミルク 烏龍茶 （涼性、発酵度合いによる） びわの葉茶 コーン茶 梅 クコの実 黒豆 黒ごま 氷砂糖 椎茸 白ごま 豆乳 なつめ パイナップル はちみつ ブルーベリー りんご	紅茶 青じそ 海老 かつお節 杏仁霜 黒糖 高麗人参 山査子 生姜 酢 丁子（クローブ） ねぎ パクチー 玫瑰花 松の実 柚子の皮 ラズベリー 竜眼	黒胡椒 シナモン 七味唐辛子
	熱証によい	どちらにもよい	寒証によい	

※確定していないもの、諸説あるもの：ほうじ茶（平性）、レッドルイボスティー（平性）、グリーンルイボスティー（涼性〜平性）、甜茶（平性）、コーヒー（平性〜温性）、レモングラス（平性〜温性）

からだの「寒熱」をチェック!

「寒熱」は自分のからだの状態を知るひとつの手がかりです。
当てはまる項目をチェックして、今の状態と向き合いましょう。

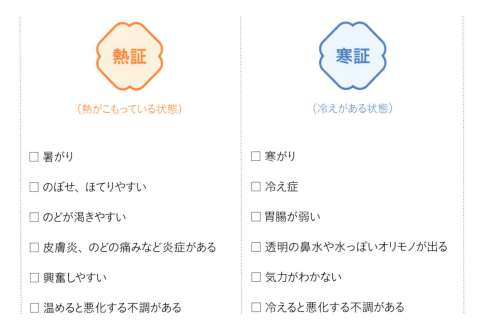

熱証
（熱がこもっている状態）

- ☐ 暑がり
- ☐ のぼせ、ほてりやすい
- ☐ のどが渇きやすい
- ☐ 皮膚炎、のどの痛みなど炎症がある
- ☐ 興奮しやすい
- ☐ 温めると悪化する不調がある

寒証
（冷えがある状態）

- ☐ 寒がり
- ☐ 冷え症
- ☐ 胃腸が弱い
- ☐ 透明の鼻水や水っぽいオリモノが出る
- ☐ 気力がわかない
- ☐ 冷えると悪化する不調がある

薬膳のきほん 2

「五臓」を知っておこう

薬膳の考え方は、「五臓」について知っておくことで、もっと理解しやすくなります。「五臓」とは、からだの機能を5つに系統立てたもので、「肝・心・脾・肺・腎」のこと。西洋医学が考える「肝臓」や「心臓」といった臓器だけでなくずっと広い機能をさします。たとえば、「五臓の脾に効く」といったら脾臓そのものではなく、消化・吸収機能や水分・栄養の代謝機能に作用するというわけです。
五臓は互いに協力し合いながら、機能を維持しています。

「五臓」のバランス

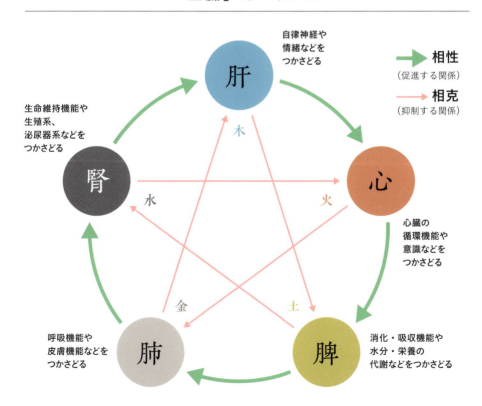

薬膳の
きほん
3

「気・血・水」でからだがわかる

「気・血・水（津液）」は、からだを構成する大切な3要素。
互いに助け合いながら全身を巡り、生理機能を営んでいます。
これらが充実して、しっかり巡っていると
こころもからだも元気で健康な状態です。
ところが、どれかが不足したり、詰まって滞ったりすると、
さまざまな症状が不調としてあらわれるのです。
14ページで自分のタイプをチェックして、
「薬膳ドリンク」で足りないものを補ったり、巡らせたりすることで
不調を改善し、健やかに過ごしましょう。

「気・血・水」のバランス

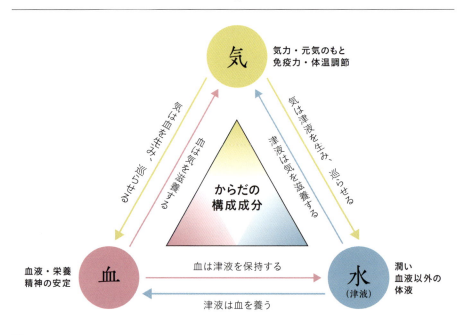

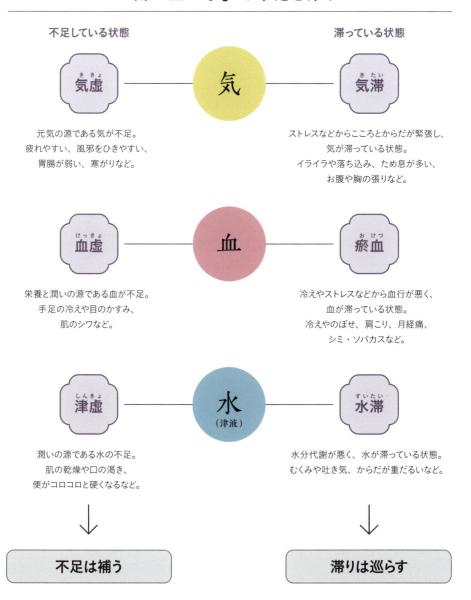

自分のからだを知るタイプチェック

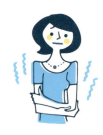

気虚(ききょ)（気の不足）

- □ 疲れやすい、気力がわかない
- □ 寒がり、冷え症
- □ 軟便傾向、下痢しやすい
- □ 日中眠い
- □ 顔色が白っぽく、ツヤとハリがない

おすすめのお茶と食材

ほうじ茶、はと麦茶、コーン茶、海老、高麗人参、椎茸、なつめ、パイナップル、竜眼、りんご

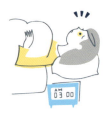

血虚(けっきょ)（血の不足）

- □ 視力低下、目の疲れや渇きがある
- □ 爪が割れやすい
- □ 月経量が少ない、月経が遅れがち
- □ 不眠、不安感がある
- □ 顔色が青白く、乾燥している

おすすめのお茶と食材

クコの実、黒ごま、黒豆、なつめ、ブルーベリー、ラズベリー、竜眼

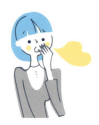

津虚(しんきょ)（水の不足）

- □ 便秘傾向でコロコロ便
- □ 皮膚がカサカサして粉をふくこともある
- □ ほてりやすい
- □ 口やのどが渇きやすい
- □ 空咳が出る

おすすめのお茶と食材

梅、杏仁霜、クコの実、白ごま、豆乳、パイナップル、はちみつ、ブルーベリー、松の実、ラズベリー、レモン

「気・血・水」の考え方をもとに、まずは下のタイプ別症状をチェック。当てはまる項目が多いタイプが、まさに今のからだの状態です。自分のタイプに合う薬膳ドリンク選びの目安にしてください。

イラスト：にしやひさ/PIXTA

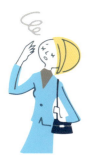

気滞（きたい）（気の滞り）

- □ ストレスが多く、イライラしやすい
- □ お腹の張り、ガスが溜まりやすい
- □ ため息が多い
- □ 排卵〜月経前に不調が多い
- □ のどの詰まりを感じる

おすすめのお茶と食材

緑茶、ジャスミン茶、コーヒー、菊花、山査子、大根、ミント、玫瑰花、パイナップル、パクチー、柚子の皮、りんご、レモン、レモングラス

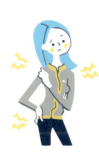

瘀血（おけつ）（血の滞り）

- □ 肩こり、頭痛がある
- □ 月経痛が重い
- □ 月経血に塊がある
- □ シミ、ソバカス、目元のクマが気になる
- □ 温めると楽になる痛みがある

おすすめのお茶と食材

烏龍茶、紅茶、コーヒー、黒豆、山査子、生姜、シナモン、丁子、玫瑰花

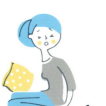

水滞（すいたい）（水の滞り）

- □ 頭やからだが重だるい
- □ むくみやすい
- □ 梅雨の時季や雨天時に不調が出やすい
- □ イボやポリープ、水疱ができやすい
- □ 軟便傾向、下痢しやすい

おすすめのお茶と食材

ルイボスティー、はと麦茶、コーン茶、コーヒー、きゅうり、黒豆、昆布、大根、ハイビスカス

この本の見方

ベースのお茶に
ちょい足しする食材、
またはドリンク名を
わかりやすく表示。

ベースに使う
お茶がひと目で
わかります。

温茶に適している
ドリンクにはHOT、
冷茶に適している
ドリンクにはICEを表示。
どちらでもよいものは
両方表示しています。

特にこんな性質の人に
おすすめします。
（寒熱／気・血・水）

Sweet tea base

目のかゆみ、鼻がつまりやすい熱証に。
菊花の苦味とミントの香りでクールダウン。

＋ 菊花・ミント　HOT

熱証　気滞

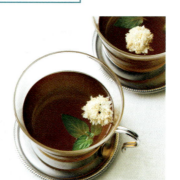

菊花

頭痛やのぼせ、花粉症を防ぐ。目の充血や乾燥、かすみを改善させる。めまいやイライラ、高血圧に。吹き出物、腫れ物の解毒にもよい。

ミント

気分をリフレッシュさせ、イライラ、顔のほてり、頭痛、目の充血などがあるときによい。花粉症による鼻づまり、風邪によるのどの腫れや痛みにもよい。胃の不調を解消する。

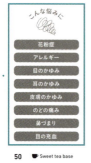

こんな悩みに

- 花粉症
- アレルギー
- 目のかゆみ
- 耳のかゆみ
- 皮膚のかゆみ
- のどの痛み
- 鼻づまり
- 目の充血

材料（2杯分）

甜茶 —— 小さじ1
菊花 —— 3、4個
ミントの葉（生）—— 3、4枚
　（乾燥ミント小さじ1/2でもよい）
熱湯 —— 300〜400㎖

つくり方

ティーポットに甜茶、菊花、ミントの葉を入れ、熱湯を注ぎ、2〜3分蒸らして抽出する。

● 甜茶の甘味が苦手な場合は、ちょい足し食材を多めに入れるとよい。
● 甜茶の抽出時間は目安。パッケージの表示にしたがう。

50　Sweet tea base

具体的な悩みに
合わせて選べます。

ちょい足し食材の
形状やはたらきが
ひと目でわかります。

+

tea + ingredients
―――――――――――

お茶に"ちょい足し"するだけの薬膳ドリンク

いつも飲んでいる定番のお茶に、
薬膳の考え方で食材を"ちょい足し"するだけ。
小さなお悩みやちょっとした不調など、
求める効果に合わせて、つくってみましょう。
どれも手軽なものばかりなので、
負担にならずにまいにち続けられます。

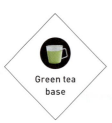

Green tea base

緑茶 ベース

生薬としても使われる「緑茶」は、茶の木の若芽を使った不発酵茶。からだの熱を冷ます力が強く、のどの痛みや口内炎、吹き出物、目の充血などの炎症に効果があり、夏の暑さ冷ましとしても活躍します。刺激が強めなので空腹時は避けて、食後に飲むのがおすすめです。

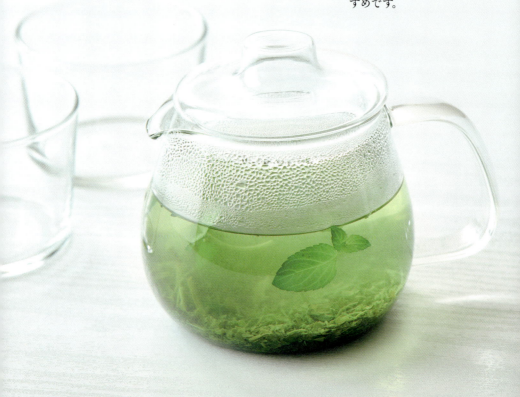

炎症を鎮め、気を巡らせます。
頭をすっきりさせたいときや花粉症にも。

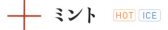 ミント　HOT　ICE

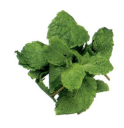

ミント

気分をリフレッシュさせ、イライラ、顔のほてり、頭痛、目の充血などがあるときによい。花粉症による鼻づまり、風邪によるのどの腫れや痛みにもよい。胃の不調を解消する。

材料(2杯分)

緑茶 ……… 小さじ2
ミントの葉(生)……… 3、4枚
　(乾燥ミント小さじ½でもよい)
湯＊ ……… 300〜400㎖
＊日本の緑茶は70〜80℃、中国の緑茶は80〜100℃。

つくり方

ティーポットに緑茶、ミントを入れ、湯を注ぎ、1分ほど蒸らして抽出する。
冷茶の場合は、抽出したお茶を粗熱がとれるまで冷まし、冷蔵庫で冷やす。

暑がり	鼻づまり
のぼせ	頭痛
ほてり	口内炎
イライラ	吹き出物

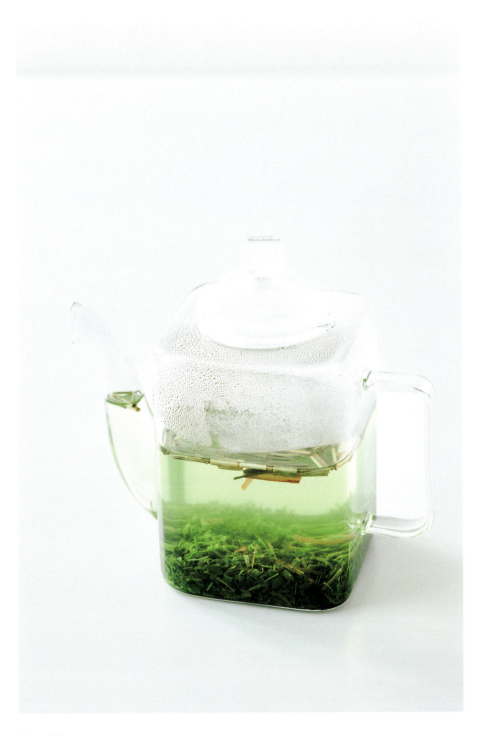

Green tea base

食べすぎたときに消化を促してくれます。
胃もたれしそうなときは食後に飲んで。

＋ **レモングラス** HOT ICE

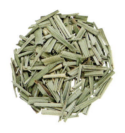

レモングラス

消化を助け、巡りをよくするため、胃痛や腹痛、消化不良によい。レモンのようなさわやかな香りにはリラックス効果があり、ストレス緩和にも役立つ。

材料（2杯分）

緑茶 ……… 小さじ2
レモングラス（乾燥または生を刻んだもの）
　　……… 小さじ2
湯＊ ……… 300〜400㎖
＊日本の緑茶は70〜80℃、中国の緑茶は80〜100℃。

つくり方

ティーポットに緑茶、レモングラスを入れ、湯を注ぎ、1分ほど蒸らして抽出する。冷茶の場合は、抽出したお茶を粗熱がとれるまで冷まし、冷蔵庫で冷やす。

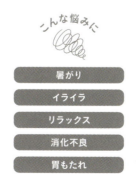

暑がり
イライラ
リラックス
消化不良
胃もたれ

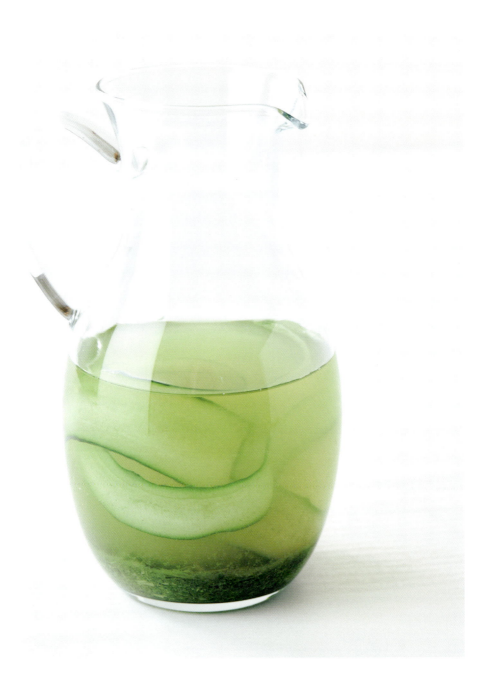

Green tea base

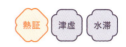
熱証　津虚　水滞

からだの熱を冷ます、さっぱりしたお茶。
猛暑の日や、食後の一杯にぴったり。

＋ **きゅうり** ICE

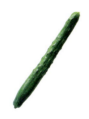

きゅうり

熱を排出して解毒するはたらきがあり、からだを冷やすため、夏によい。むくみや熱中症の予防にもよい。

材料（2〜3杯分）

緑茶 ……… 小さじ2
きゅうり（ピーラーで縦にスライスしたもの）
　　……… 2枚
水 ……… 500㎖

つくり方

ティーポットに緑茶、きゅうりを入れ、水を注ぐ。冷蔵庫で一晩置いて抽出し、冷茶で飲む。

● きゅうりを入れっぱなしにしておくと青くさくなってくるので、一晩抽出したら取り出し、3日以内に飲みきる。

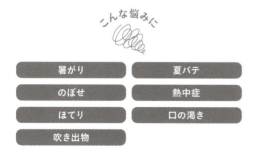

こんな悩みに

暑がり	夏バテ
のぼせ	熱中症
ほてり	口の渇き
吹き出物	

23

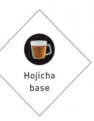

Hojicha base

ほうじ茶 ベース

緑茶を焙じてつくられる「ほうじ茶」は、製造工程で熱が加わるため、緑茶がもつ冷やす性質（涼性）がやわらぐと考えられています。焙じることで緑茶よりもカフェインが軽減されているので、胃の弱い方でも比較的安心して飲むことができます。

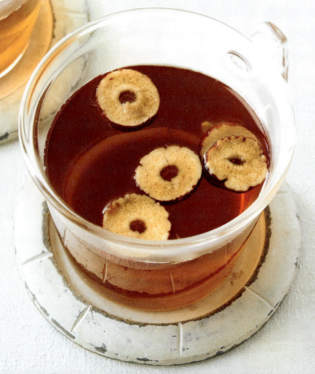

なつめの甘さがほんのり感じられるお茶です。気血を補うので、疲れやすい方に。

＋ **なつめ** HOT

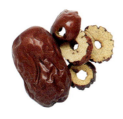

なつめ

滋養強壮のはたらきがあり、胃腸の調子をととのえるので、食欲不振やからだの疲れによい。気持ちの落ち込みや、イライラ、不眠などこころの疲れもやわらげる。

材料（2杯分）

ほうじ茶 ……… 小さじ2
なつめ ……… 1、2個分
　（スライス、またはホールに穴をあけるか
　切り込みを入れておく）
熱湯 ……… 300〜400㎖

つくり方

ティーポットにほうじ茶、なつめを入れ、熱湯を注ぎ、30秒〜1分蒸らして抽出する。

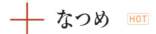

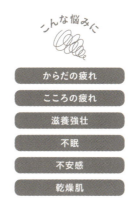

からだの疲れ
こころの疲れ
滋養強壮
不眠
不安感
乾燥肌

Hojicha base

漢方でも生薬として使われる丁子。
からだを芯から温めたいときにおすすめ。

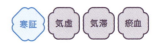
寒証　気虚　気滞　瘀血

＋ 丁子（クローブ）　HOT

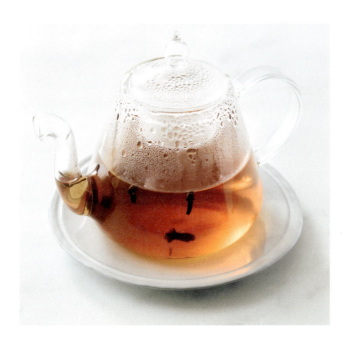

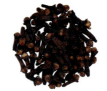

丁子

お腹を温め、消化を助けるため、吐き気や腹痛の緩和によい。冷えによる精機能の低下や、冷え症の改善にも。

材料（2杯分）

ほうじ茶 ……… 小さじ2
丁子 ……… 2、3個
熱湯 ……… 300〜400㎖

つくり方

ティーポットにほうじ茶、丁子を入れ、熱湯を注ぎ、30秒〜1分蒸らす。

こんな悩みに

冷え症
お腹の冷え
冷えによる痛み
寒がり
血行不良

Hojicha base

香ばしさと甘酸っぱさが絶妙なバランス。
消化を助け、美肌にも効果を発揮。

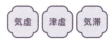
気虚　津虚　気滞

＋ りんご HOT ICE

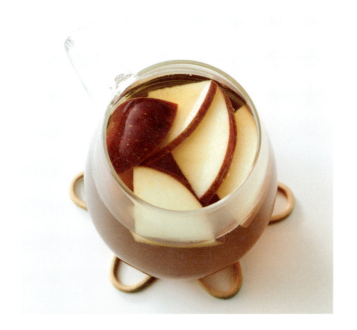

りんご

胃腸にはたらき、消化を促進するため、消化不良や胃もたれによい。下痢や便秘などの腸内環境もととのえるほか、美肌にも効果的。

材料（2杯分）

ほうじ茶 ……… 小さじ2
りんご* ……… ¼個
　（皮つきのままいちょう切り）
熱湯 ……… 300～400㎖

＊りんごの量は少し多めのほうが風味が出ておいしい。

つくり方

ティーポットにほうじ茶、りんごを入れ、熱湯を注ぎ、30秒～1分蒸らして抽出する。冷茶の場合は、抽出したお茶を粗熱がとれるまで冷まし、冷蔵庫で冷やす。

こんな悩みに

消化不良
下痢
便秘
胃もたれ
肌荒れ
ニキビ

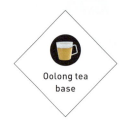

烏龍茶 ベース
（ウーロン）

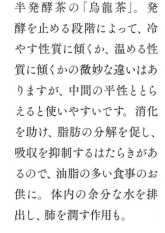

半発酵茶の「烏龍茶」。発酵を止める段階によって、冷やす性質に傾くか、温める性質に傾くかの微妙な違いはありますが、中間の平性ととらえると使いやすいです。消化を助け、脂肪の分解を促し、吸収を抑制するはたらきがあるので、油脂の多い食事のお供に。体内の余分な水を排出し、肺を潤す作用も。

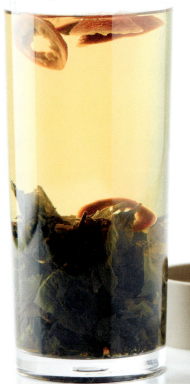

ともに肉や脂の消化を助ける烏龍茶と山査子。
一緒に用いるとさらに効果アップ！

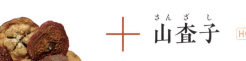

+ **山査子（さんざし）** HOT

材料（2杯分）

烏龍茶 ……… 小さじ2
山査子＊（乾燥スライス）……… 2、3枚
熱湯 ……… 300〜400㎖

＊刻んだものなら小さじ½。酸味が強いため、胃酸が多い方は砂糖で練った山査子条（スティック）10〜12gを使うとよい。

つくり方

ティーポットに烏龍茶、山査子を入れ、熱湯を注ぎ、30秒〜1分蒸らして抽出する。

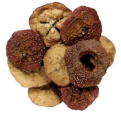

山査子

肉料理などの脂っこいものの消化を促進する。血の巡りをよくし、コレステロールや血圧を下げるはたらきもあるので、ダイエットや生活習慣病にもよい。

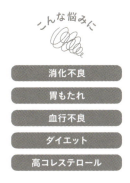

- 消化不良
- 胃もたれ
- 血行不良
- ダイエット
- 高コレステロール

Oolong tea base

頭部の熱を冷ますはたらきのある菊花。
イライラ、風邪からくる炎症に効果的です。

熱証　気滞

＋ 菊花(きくか) HOT

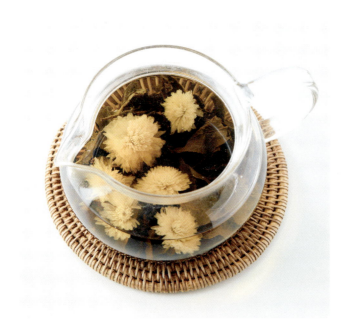

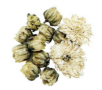

菊花

頭痛やのぼせ、花粉症を防ぐ。目の充血や乾燥、かすみを改善させる。めまいやイライラ、高血圧に。吹き出物、腫れ物の解毒にもよい。

材料(2杯分)

烏龍茶 ……… 小さじ2
菊花 ……… 4、5個
熱湯　　300〜400㎖

つくり方

ティーポットに烏龍茶、菊花を入れ、熱湯を注ぎ、3〜4分蒸らして抽出する。

こんな悩みに

- 目の充血
- 眼精疲労
- 頭痛
- のどの痛み
- 口内炎
- ニキビ
- 暑がり
- のぼせ
- ほてり

Oolong tea base

消化を促してくれるパイナップル。
暑くて食欲がわかないときに。

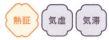
熱証　気虚　気滞

＋ パイナップル　HOT　ICE

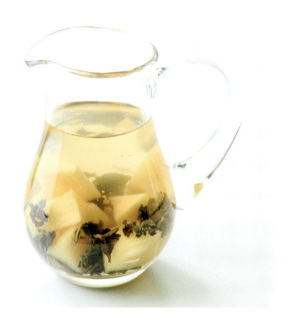

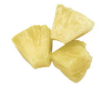

パイナップル

余分な熱を冷まし、消化を助けるため、ほてりや暑気あたりの改善、消化不良によい。

材料（2〜3杯分）

烏龍茶 ……… 小さじ2
パイナップル（カット）……… 5〜6個
水 ……… 500㎖

つくり方

ティーポットに烏龍茶、パイナップルを入れ、水を注ぐ。冷蔵庫で一晩置いて抽出し、冷茶で飲む。
温茶の場合は、ティーポットに烏龍茶、パイナップルを入れ、熱湯を注ぎ、3〜4分蒸らす。

●冷茶の場合、パイナップルは一晩抽出したら取り出し、3日以内に飲みきる。

こんな悩みに

消化不良
胃もたれ
暑がり
のぼせ
ほてり
夏バテ
暑気あたり
疲労

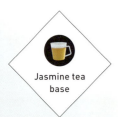

Jasmine tea base

ジャスミン茶 ベース

「緑茶」や「烏龍茶」にジャスミンの花の香りをつけた「ジャスミン茶」。からだの熱を冷まし、その優雅な香りが気を巡らせるため、ストレス発散効果、リラックス効果が期待できます。同じように気を巡らせるハーブ類や柑橘を組み合わせることで、さらに癒し効果をアップさせましょう。

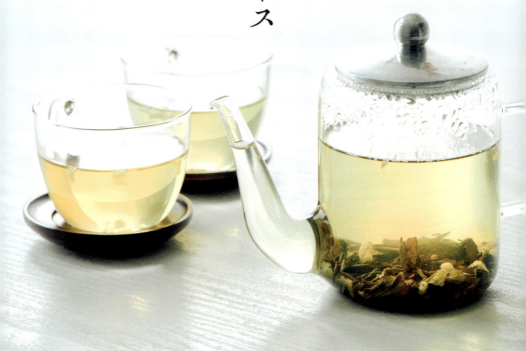

気滞

ため息が増えてきたらこのお茶を。
巡りをよくして、緊張をほぐしてくれます。

＋ 柚子の皮（ゆず） HOT

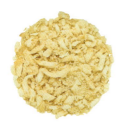

柚子の皮

脾を温め、気を巡らせるため、消化不良や食欲不振によい。咳や痰の切れをよくするほか、冷えや風邪予防にも役立つ。皮は温性だが、実は涼性となる。

材料（2杯分）

ジャスミン茶 ……… 小さじ2
柚子の皮＊（乾燥）……… 小さじ1
熱湯 ……… 300〜400㎖

＊生の柚子の皮¼個分、柚子ピール大さじ1、柚子茶大さじ1のいずれかでもよい。

つくり方

ティーポットにジャスミン茶、柚子の皮を入れ、熱湯を注ぎ、2〜3分蒸らして抽出する。

●柚子ピールや柚子茶を使う場合は、カップに入れてお茶を注ぐ。

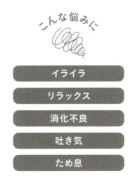

こんな悩みに

- イライラ
- リラックス
- 消化不良
- 吐き気
- ため息

Jasmine tea base

ジャスミンの香りで気を巡らせ、
竜眼がこころをホッと落ち着かせてくれます。

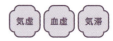
気虚　血虚　気滞

＋ 竜眼（りゅうがん） HOT ICE

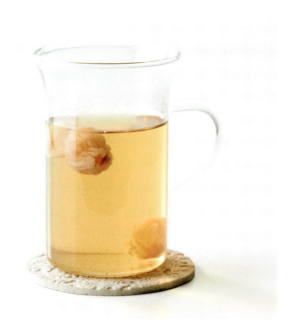

竜眼

南国でロンガンと呼ばれる果物。気を補い、脾を元気にするため、疲労回復によい。五臓の心を養い、不安感や不眠にも効果的。漢方薬にも用いられ、心身の健康によい。

材料（2杯分）

ジャスミン茶 ……… 小さじ2
竜眼（乾燥または生）
　……… 3〜5個
熱湯 ……… 300〜400mℓ

こんな悩みに

- イライラ
- リラックス
- からだの疲れ
- こころの疲れ

つくり方

ティーポットにジャスミン茶、竜眼を入れ、熱湯を注ぎ、2〜3分蒸らして抽出する。
冷茶の場合は、抽出したお茶を粗熱がとれるまで冷まし、冷蔵庫で冷やす。

34　Jasmine tea base

Jasmine tea base

こころを落ち着かせて、消化を助けます。
すっきりしたいときにどうぞ。

気滞

＋ レモングラス HOT ICE

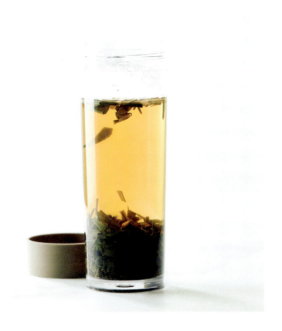

レモングラス

消化を助け、巡りをよくするため、胃痛や腹痛、消化不良によい。レモンのようなさわやかな香りにはリラックス効果があり、ストレス緩和にも役立つ。

材料（2杯分）

ジャスミン茶 ……… 小さじ2
レモングラス（乾燥または生を刻んだもの）
　　　　　……… 小さじ2
熱湯 ……… 300〜400㎖

つくり方

ティーポットにジャスミン茶、レモングラスを入れ、熱湯を注ぎ、2〜3分蒸らして抽出する。
冷茶の場合は、抽出したお茶を粗熱がとれるまで冷まし、冷蔵庫で冷やす。

こんな悩みに

- イライラ
- リラックス
- 消化不良
- 胃もたれ

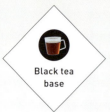

Black tea base

紅茶 ベース

茶葉をしっかり酸化発酵させた「紅茶」は、全発酵茶。温性でからだを温める効果があり、冷えや肩こりに悩む人におすすめ。また、利尿作用が強いのでむくみにも有効です。こころを落ち着かせるはたらきがあるため、リラックスタイムにもぴったりのお茶です。

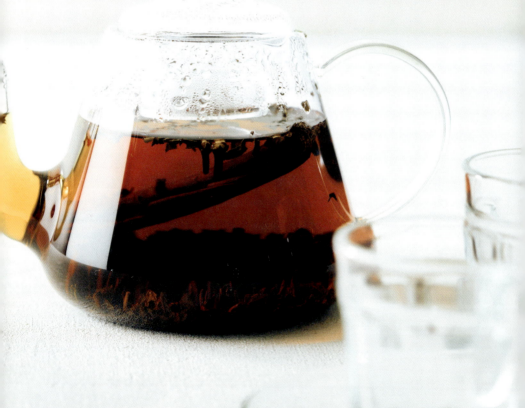

からだを芯から温めるブレンド。
冷えに悩む人におすすめです。

＋ シナモン・丁子（クローブ） HOT

材料（2杯分）

紅茶 ……… 小さじ2
シナモン ……… 1本
丁子 ……… 2、3個
熱湯 ……… 300〜400㎖

つくり方

ティーポットに紅茶、シナモン、丁子を入れ、熱湯を注ぎ、2〜3分蒸らして抽出する。

●小鍋で煮出し、牛乳で割ってチャイ風にしても同じ効果が期待できる。

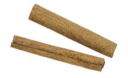

シナモン

冷えからくる腹痛、関節痛、月経痛などの痛みをやわらげる。脾のはたらきをよくして、消化機能を高めるため、食欲がないときにも。

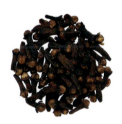

丁子

お腹を温め、消化を助けるため、吐き気や腹痛の緩和によい。冷えによる精機能の低下や、冷え症の改善にも。

こんな悩みに

冷え症	寒がり
むくみ	お腹の冷え
血行不良	冷えによる下痢
冷えによる痛み	

Black tea base

気を巡らせて、からだを温める柚子の皮。
香りもよく、温性の紅茶と相性抜群です。

 寒証 気滞

＋ 柚子（ゆず）の皮 HOT

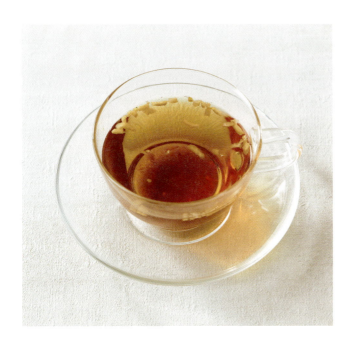

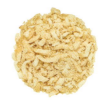

柚子の皮

脾を温め、気を巡らせるため、消化不良や食欲不振によい。咳や痰の切れをよくするほか、冷えや風邪予防にも役立つ。皮は温性だが、実は涼性となる。

材料（2杯分）

紅茶 ……… 小さじ2
柚子の皮＊（乾燥）……… 小さじ1
熱湯 ……… 300〜400㎖

＊生の柚子の皮¼個分、柚子ピール大さじ1、柚子茶大さじ1のいずれかでもよい。

つくり方

ティーポットに紅茶、柚子の皮を入れ、熱湯を注ぎ、2〜3分蒸らして抽出する。

●柚子ピールや柚子茶を使う場合は、カップに入れて、お茶を注ぐ。

- 冷え症
- 寒がり
- イライラ
- リラックス
- ため息
- お腹の張り

Black tea base

漢方の生薬としても使われる竜眼。
気血を補い、精神を安定させてくれます。

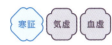
寒証 気虚 血虚

＋ 竜眼(りゅうがん) HOT ICE

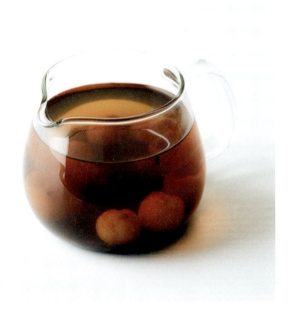

竜眼

南国でロンガンと呼ばれる果物。気を補い、脾を元気にするため、疲労回復によい。五臓の心を養い、不安感や不眠にも効果的。漢方薬にも用いられ、心身の健康によい。

材料（2〜3杯分）

紅茶 ……… 小さじ2
竜眼（乾燥または生）……… 5、6個
水 ……… 500㎖

つくり方

ティーポットに紅茶、竜眼を入れ、水を注ぐ。冷蔵庫で一晩置いて抽出し、冷茶で楽しむ。温茶の場合は、ティーポットに紅茶、竜眼を入れ、熱湯を注ぎ、2〜3分蒸らして抽出する。

こんな悩みに
- からだの疲れ
- こころの疲れ
- 滋養強壮
- 不眠
- 不安感
- 乾燥肌

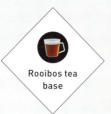

Rooibos tea base

ルイボスティー ベース

南アフリカ原産のノンカフェイン茶。抗酸化作用が強く、薬膳ではからだの熱を冷まし、余分な水を排出すると考えられています。非発酵のグリーンルイボスティーは、からだを冷やす抗炎症作用が強いお茶。発酵させたレッドルイボスティーは、冷やす力が緩和され、血の巡りをよくする作用があるとされています。

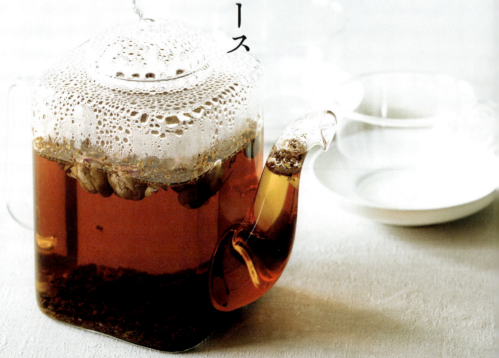

巡りをよくする取り合わせのお茶です。
ストレスなどで心身が緊張している方に。

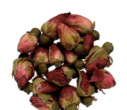

玫瑰花
気血を巡らせるため、ストレスによる不調や月経前不調の緩和に役立つ。シミやくすみを薄くするといわれ、美容効果も高い。ローズで代用可。

＋ **玫瑰花**（まいかいか） HOT

材料（2杯分）

レッドルイボスティー ……… 小さじ1
玫瑰花 ……… 4、5個
熱湯 ……… 300～400㎖

つくり方

ティーポットにレッドルイボスティー、玫瑰花を入れ、熱湯を注ぎ、1～2分蒸らして抽出する。

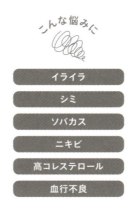

こんな悩みに

- イライラ
- シミ
- ソバカス
- ニキビ
- 高コレステロール
- 血行不良

Rooibos tea base

気血をしっかり補って、心身の滋養にも。
レッドルイボスティーが巡りもサポート。

気虚　血虚

＋ 竜眼・なつめ　HOT

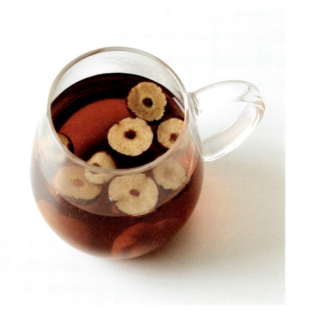

竜眼

南国でロンガンと呼ばれる果物。気を補い、脾を元気にするため、疲労回復によい。五臓の心を養い、不安感や不眠にも効果的。漢方薬にも用いられ、心身の健康によい。

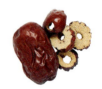

なつめ

滋養強壮のはたらきがあり、胃腸の調子をととのえるので、食欲不振やからだの疲れによい。気持ちの落ち込みや、イライラ、不眠などこころの疲れもやわらげる。

材料（2杯分）

レッドルイボスティー ……… 小さじ1
竜眼（乾燥または生）……… 4、5個
なつめ ……… 1、2個分
　（スライス、またはホールに穴をあける
　か切り込みを入れておく）
熱湯 ……… 300〜400㎖

つくり方

ティーポットにレッドルイボスティー、竜眼、なつめを入れ、熱湯を注ぎ、1〜2分蒸らして抽出する。

こんな悩みに

からだの疲れ	不眠
こころの疲れ	不安感
滋養強壮	乾燥肌

Rooibos tea base

血の巡りをよくする取り合わせ。
生活習慣病が気になる人におすすめです。

気滞　瘀血

＋ 山査子（さんざし） HOT

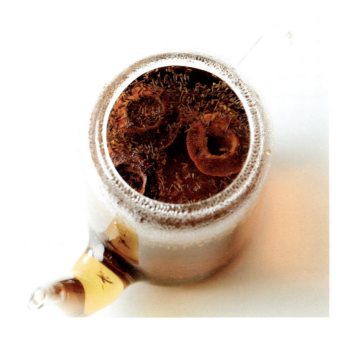

山査子

肉料理などの脂っこいものの消化を促進する。血の巡りをよくし、コレステロールや血圧を下げるはたらきもあるので、ダイエットや生活習慣病にもよい。

材料（2杯分）

レッドルイボスティー ……… 小さじ1
山査子＊（乾燥スライス）……… 2、3枚
熱湯 ……… 300〜400㎖

＊刻んだものなら小さじ½。酸味が強いため、胃酸が多い方は砂糖で練った山査子条（スティック）10〜12gを使うとよい。

つくり方

ティーポットにレッドルイボスティー、山査子を入れ、熱湯を注ぎ、1〜2分蒸らして抽出する。

こんな悩みに

- 血行不良
- 高血圧
- 高コレステロール
- 消化不良
- ダイエット

43

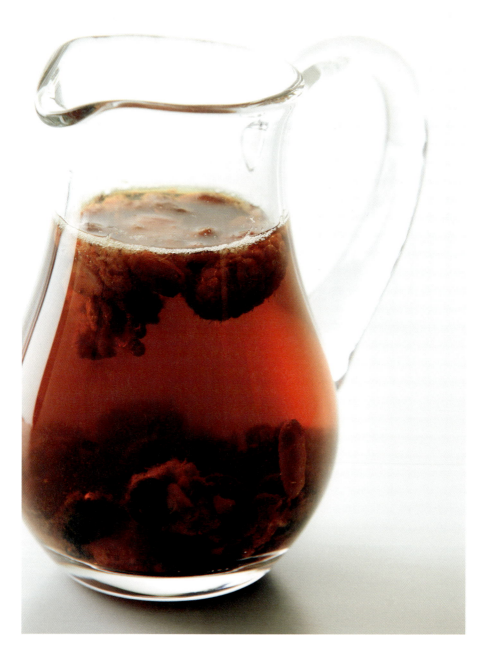

Rooibos tea base

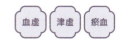

血虚　津虚　瘀血

血を養う赤と黒のフルーツは女性の味方。
アンチエイジングを意識している人にも。

＋ クコの実・ミックスベリー [ICE]

材料（2〜3杯分）

レッドルイボスティー……小さじ1
　（お茶パックに入れる）
クコの実……小さじ2
ミックスベリー（冷凍、ブルーベリーやラズベリーなど）
　……大さじ2〜3
水……500㎖

つくり方

ティーポットにレッドルイボスティー、クコの実、ミックスベリーを入れ、水を注ぐ。冷蔵庫で一晩置いて抽出し、冷茶で飲む。

●お茶パックに入れたルイボスティーは一晩抽出したら取り出し、3日以内に飲みきる。クコの実とミックスベリーは食べてもよい。

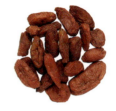

クコの実

滋養強壮効果があり、老化防止によい。目の疲れ、耳鳴り、足腰の脱力、精力減退、空咳を改善する。生活習慣病の予防にも効果的。

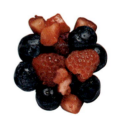

ミックスベリー

肝腎を養うため、視力低下や白髪など、加齢で起こる不調によい。抗酸化作用があり、ホルモンバランスをととのえることから、女性の健康や美容、アンチエイジングにも効果的。

こんな悩みに

乾燥肌	シワ
ほうれい線	老化防止
目の疲れ	

Rooibos tea base

からだの熱を冷ますグリーンルイボスと菊花。
ほんのり苦みのあるさっぱりしたお茶です。

 熱証 気滞

＋ 菊花(きくか) HOT

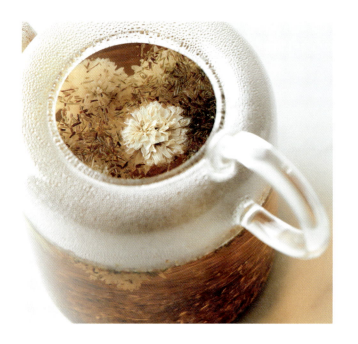

菊花

頭痛やのぼせ、花粉症を防ぐ。目の充血や乾燥、かすみを改善させる。めまいやイライラ、高血圧に。吹き出物、腫れ物の解毒にもよい。

材料（2杯分）

グリーンルイボスティー ……… 小さじ1
菊花 ……… 4、5個
熱湯 ……… 300〜400㎖

つくり方

ティーポットにグリーンルイボスティー、菊花を入れ、熱湯を注ぎ、1〜2分蒸らして抽出する。

 こんな悩みに

- 目の充血
- 頭痛
- のどの痛み
- 眼精疲労
- 口内炎
- ニキビ
- 暑がり
- のぼせ
- ほてり

Rooibos tea base

渇きを感じている人にぴったり。
潤いを生み出すさわやかな取り合わせです。

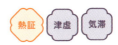
熱証 津虚 気滞

＋ レモン　HOT ICE

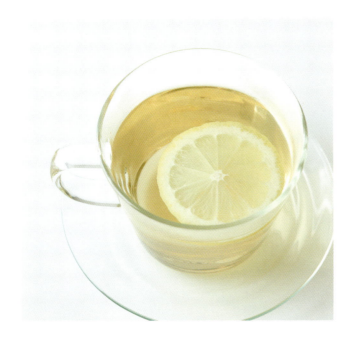

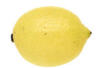

レモン

ほてりを鎮め、潤いを養うことから、夏バテ回復などによい。消化を助け、疲労を回復させる効果も。実は涼性だが、皮のみだと温性となる。

材料（2杯分）

グリーンルイボスティー ……… 小さじ1
レモン（スライス）……… 2枚
熱湯 ……… 300〜400㎖

つくり方

ティーポットにグリーンルイボスティー、レモンを入れ、熱湯を注ぎ、1〜2分蒸らして抽出する。
冷茶の場合は、抽出したお茶を粗熱がとれるまで冷まし、冷蔵庫で冷やす。

こんな悩みに

汗かき
暑気あたり
熱中症
口の渇き
空咳
ニキビ

47

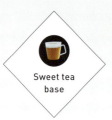

Sweet tea base

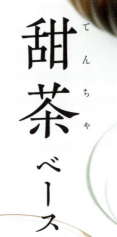

甜茶(てんちゃ)ベース

抗アレルギー作用が期待される花粉症対策のお茶として定番になった「甜茶」。肺を潤し、咳やのどの痛みをやわらげます。強い甘味がありますが、苦味や辛味のある薬膳食材をちょい足しすると飲みやすくなります。

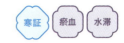

透明の鼻水が流れる寒証にはこのお茶を。
からだを温めて巡りをよくする効果あり。

＋ シナモン・生姜 HOT

材料（2杯分）

甜茶 ……… 小さじ1
シナモン ……… 1本
おろし生姜 ……… 小さじ1（生姜スライス3枚でもよい）
熱湯 ……… 300〜400㎖

つくり方

ティーポットに甜茶、シナモン、おろし生姜を入れ、熱湯を注ぎ、2〜3分蒸らして抽出する。

●甜茶の抽出時間は目安。パッケージの表示にしたがう。
●甜茶の甘味が苦手な場合は、ちょい足し食材を多めに入れるとよい。

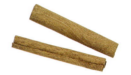

シナモン

冷えからくる腹痛、関節痛、月経痛などの痛みをやわらげる。脾のはたらきをよくして、消化機能を高めるため、食欲がないときにも。

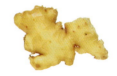

生姜

新陳代謝を高めてからだを温め、血行を促進させ、食欲を増進させる。風邪の初期症状、冷えで悪化する咳や痰に有効。むくみによく、発汗や利尿作用もある。

花粉症	アレルギー
くしゃみ	透明の鼻水
冷え症	

Sweet tea base

目のかゆみ、鼻がつまりやすい熱証に。
菊花の苦味とミントの香りでクールダウン。

熱証　気滞

＋ 菊花・ミント HOT

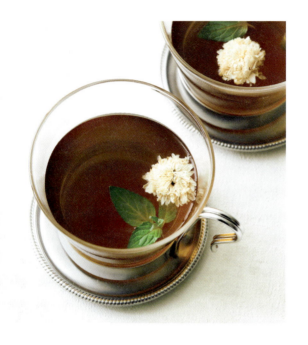

菊花

頭痛やのぼせ、花粉症を防ぐ。目の充血や乾燥、かすみを改善させる。めまいやイライラ、高血圧に。吹き出物、腫れ物の解毒にもよい。

ミント

気分をリフレッシュさせ、イライラ、顔のほてり、頭痛、目の充血などがあるときによい。花粉症による鼻づまり、風邪によるのどの腫れや痛みにもよい。胃の不調を解消する。

こんな悩みに

- 花粉症
- アレルギー
- 目のかゆみ
- 耳のかゆみ
- 皮膚のかゆみ
- のどの痛み
- 鼻づまり
- 目の充血

材料（2杯分）

甜茶 ……… 小さじ1
菊花 ……… 3、4個
ミントの葉（生）……… 3、4枚
　（乾燥ミント小さじ½でもよい）
熱湯 ……… 300〜400㎖

つくり方

ティーポットに甜茶、菊花、ミントの葉を入れ、熱湯を注ぎ、2〜3分蒸らして抽出する。

●甜茶の甘味が苦手な場合は、ちょい足し食材を多めに入れるとよい。
●甜茶の抽出時間は目安。パッケージの表示にしたがう。

びわの葉茶 ベース

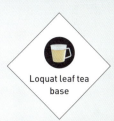

Loquat leaf tea base

日本で古くから親しまれてきた「びわの葉茶」は、ノンカフェイン茶。肺を潤すびわの葉は、咳止めや吐き気止めのはたらきをもつ生薬として、漢方薬にも使われています。日々の胃腸ケアに加えて、咳が出るときにぜひ、役立ててほしいお茶です。

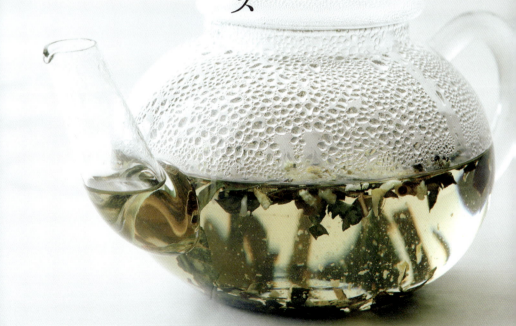

痰がからむつらい咳が出るときに
ピンポイントで飲みたいお茶です。

＋ 柚子の皮 HOT

材料（2杯分）

びわの葉茶 ……… 大さじ1
柚子の皮＊（乾燥）……… 小さじ1
熱湯 ……… 300〜400㎖

＊生の柚子の皮1/4個分、柚子ピール大さじ1、柚子茶大さじ1のいずれかでもよい。

つくり方

ティーポットにびわの葉茶、柚子の皮を入れ、熱湯を注ぎ、4〜5分蒸らして抽出する。

●柚子ピールや柚子茶を使う場合は、カップに入れてお茶を注ぐ。

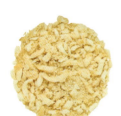

柚子の皮

脾を温め、気を巡らせるため、消化不良や食欲不振によい。咳や痰の切れをよくするほか、冷えや風邪予防にも役立つ。皮は温性だが、実は涼性となる。

こんな悩みに
痰の多い咳
痰がからむ咳

Loquat leaf tea base

Loquat leaf tea base

のどが乾燥するときや痛みをともなう咳が
つらいときには、このお茶をぜひ。

熱証　津虚

菊花・クコの実　HOT

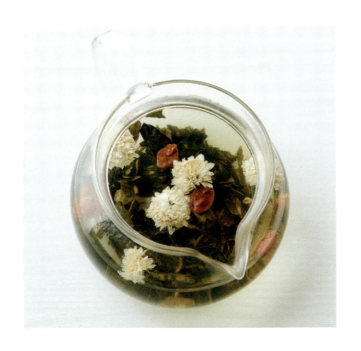

菊花

頭痛やのぼせ、花粉症を防ぐ。目の充血や乾燥、かすみを改善させる。めまいやイライラ、高血圧に。吹き出物、腫れ物の解毒にもよい。

クコの実

滋養強壮効果があり、老化防止によい。目の疲れ、耳鳴り、足腰の脱力、精力減退、空咳を改善する。生活習慣病の予防にも効果的。

材料（2杯分）

びわの葉茶 ……… 大さじ1
菊花 ……… 3、4個
クコの実 ……… 小さじ1〜2
熱湯 ……… 300〜400㎖

つくり方

ティーポットにびわの葉茶、菊花、クコの実を入れ、熱湯を注ぎ、4〜5分蒸らして抽出する。

こんな悩みに

- 咳
- 空咳
- のどの痛み
- のどの乾燥

53

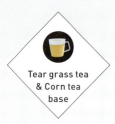

Tear grass tea & Corn tea base

はと麦茶 & コーン茶 ベース

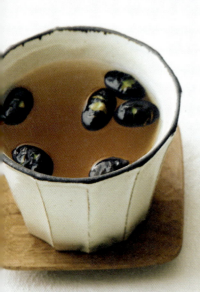

日本の「はと麦茶」と韓国の「コーン茶」は、共に水を巡らせて代謝をよくするはたらきをもつ、似たもの同士のノンカフェイン茶です。味の相性もいいので、ブレンドして使うのがおすすめ。体調に合わせて、薬膳食材をちょい足ししてください。

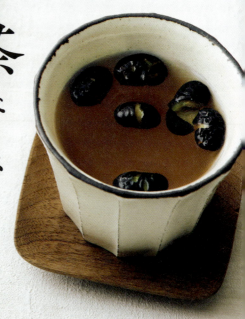

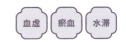

水分代謝が得意な似たもの同士をブレンド。
穀物たっぷりで香ばしくておいしい！

＋ **黒豆** `HOT`

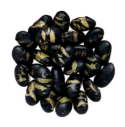

黒豆

滋養強壮や月経不順、腰痛、老化防止によい。血や水の巡りをよくするため、生活習慣病の予防やむくみにも効果的。

材料（2杯分）

はと麦茶 ……… 小さじ1〜2
コーン茶 ……… 小さじ1〜2
炒り黒豆 ……… 大さじ1
熱湯 ……… 300〜400㎖

つくり方

ティーポットにはと麦茶、コーン茶、炒り黒豆を入れ、熱湯を注ぎ、4〜5分蒸らして抽出する。

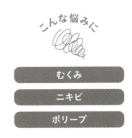

滋養強壮の王様といわれる高麗人参で五臓の「脾」が元気になるお茶です。

＋ 高麗人参 HOT

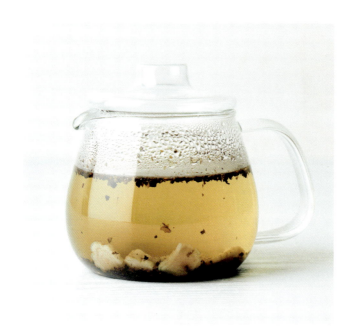

高麗人参

気・血・水を補い、滋養強壮によい。疲れや体力低下、食欲不振、軟便気味のときに用いられる。高熱によって汗をかきすぎたときなどの渇きを潤す。

材料（2杯分）

はと麦茶 ……… 小さじ1〜2
コーン茶 ……… 小さじ1〜2
高麗人参（スライスまたは刻み）
　　　　……… 小さじ½
熱湯 ……… 300〜400㎖

つくり方

ティーポットにはと麦茶、コーン茶、高麗人参を入れ、熱湯を注ぎ、4〜5分蒸らして抽出する。

- むくみ
- 疲労回復
- からだの疲れ
- 胃腸虚弱

冷えを感じるときにおすすめ！
黒胡椒のはたらきでからだがポカポカに。

＋ 黒胡椒（こしょう） HOT

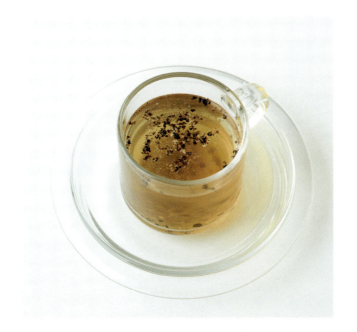

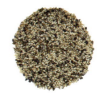

黒胡椒

お腹を温め、胃の気を補うため、消化不良や食欲不振、胃痛、腹痛に。冷えによる血行不良にもよい。

材料（2杯分）

はと麦茶 ……… 小さじ1〜2
コーン茶 ……… 小さじ1〜2
黒胡椒（粗挽き）……… 少々
熱湯 ……… 300〜400㎖

つくり方

1 ティーポットにはと麦茶、コーン茶を入れ、熱湯を注ぎ、4〜5分蒸らして抽出する。

2 カップに注ぎ、黒胡椒をふる。

むくみ
冷え

57

コーヒーベース

「コーヒー」にはカフェインが多く含まれるため、摂取しすぎには注意が必要ですが、適量を飲むぶんには集中力が高まり、気血がよく巡ります。また、リラックスとリフレッシュ効果も期待できます。からだを温めたいときは、深煎りの豆を選ぶといいでしょう。

Coffee base

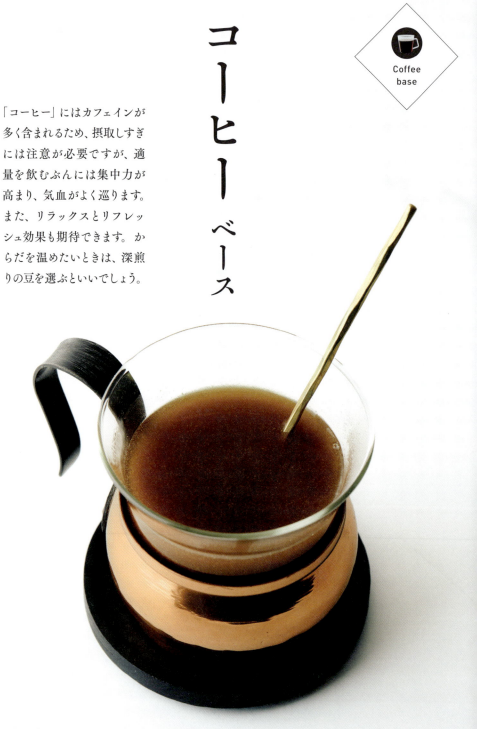

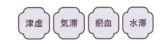

ほんのり甘い杏仁味のコーヒー。
こころもからだもリフレッシュしたいときに。

+ **杏仁霜**（きょうにんそう） HOT

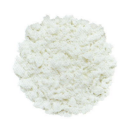

杏仁霜

肺を潤し、咳、痰、皮膚の乾燥によく、風邪予防に効果的。腸を潤し、便通をよくする。口内炎にもよい。

材料（1杯分）

温かいコーヒー ……… 200㎖
杏仁霜 ……… 大さじ1

つくり方

カップに杏仁霜を入れ、コーヒーを注ぎ、よく混ぜる。

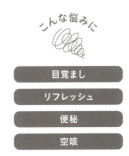

目覚まし
リフレッシュ
便秘
空咳

Coffee base

冷えを感じたら黒胡椒をひとふり！
ほろ苦さと辛味でリフレッシュ。

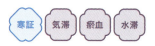
寒証　気滞　瘀血　水滞

＋ 黒胡椒(こしょう) HOT

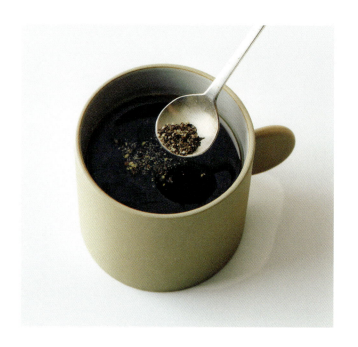

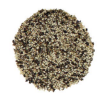

黒胡椒

お腹を温め、胃の気を補うため、消化不良や食欲不振、胃痛、腹痛に。冷えによる血行不良にもよい。

材料（1杯分）

温かいコーヒー ……… 200 ml
黒胡椒（粗挽き）……… 少々

つくり方

カップにコーヒーを注ぎ、黒胡椒をふる。

こんな悩みに

- 寒がり
- 冷え症
- 冷えによる痛み
- 目覚まし
- リフレッシュ

60　Coffee base

＋

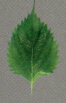
＋

ingredients

"ちょい足し食材"だけを
組み合わせてつくる
薬膳ドリンク

"ちょい足し食材"を薬膳の考え方で組み合わせて
お茶を使わずに、体をやさしくいたわる
ドリンクをつくってみませんか？
甘酸っぱいものからまろやかなものまで
食材がもつ味わいを楽しめるものばかりで、
スペシャルなケアにもぴったりです。

クコとトマトの鮮やかな組み合わせで
汗をかく季節の潤い補給にぴったりです。

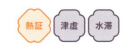

クコトマトソーダ　ICE

材料（3杯分）

ミニトマト（湯むきしたもの） ……… 150g
クコの実 ……… 小さじ2
はちみつ ……… 大さじ3〜5
炭酸水 ……… 適量
レモン（スライス） ……… 3枚

つくり方

1. 保存容器にミニトマトとクコの実を入れ、上からはちみつをかける。冷蔵庫で一晩置く。
2. グラスに1の⅓量とレモンを入れ、炭酸水150〜200㎖を注ぐ。トマトをスプーンでつぶしながら飲む。

● 冷蔵庫に保存し、3日以内に飲みきる。

ミニトマト

余分な熱を冷まし、潤いを養うため、ほてりや夏バテの予防によい。また、抗酸化作用が強いため、日焼け後の炎症を鎮め、肌の健康や美白にも効果的。

クコの実

滋養強壮効果があり、目の疲れ、老化防止によい。耳鳴り、足腰の脱力、精力減退、空咳を改善する。生活習慣病の予防にも効果的。

はちみつ

肺を潤し、咳、痰、皮膚の乾燥によく、風邪予防に効果的。腸を潤し、便通をよくする。口内炎にもよい。

レモン

ほてりを鎮め、潤いを養うことから、夏バテ回復などによい。消化を助け、疲労を回復させる効果も。実は涼性だが、皮のみだと温性となる。

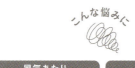

暑気あたり	夏バテ
口の渇き	ほてり
イライラ	高血圧

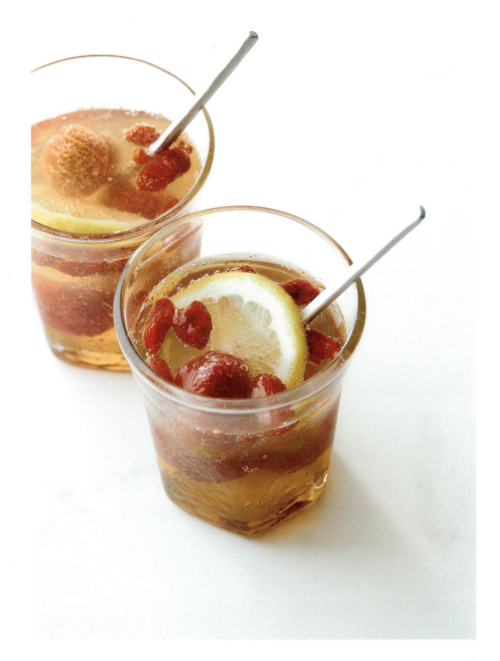

冷えを追い払う青じそと生姜の名コンビ。
風邪のひきはじめや消化不良などにも。

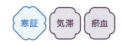

青じそと生姜の黒糖茶　HOT

材料（1杯分）

青じそ……… 2、3枚
生姜（おろし生姜）……… 小さじ2
黒糖……… 小さじ1〜2
熱湯……… 200㎖

つくり方

カップに青じそ、生姜、黒糖を入れ、熱湯を注ぐ。
よく混ぜて黒糖を溶かし、2〜3分蒸らす。

青じそ

気の巡りをよくして、胃腸のはたらきをととのえるため、食欲増進や腹部の張りによい。魚介類の食中毒予防や中毒症状の緩和にも用いられる。

生姜

新陳代謝を高めてからだを温め、血行を促進させ、食欲を増進させる。風邪の初期症状、冷えで悪化する咳や痰に有効。むくみによく、発汗や利尿作用もある。

黒糖

血を補うため、出産後の不正出血、体力回復、貧血によい。お腹を温めるため、冷えからくる月経痛や月経不振など、女性特有のトラブルにも。

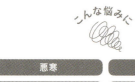

- 悪寒
- 寒気
- 節々の痛み
- 消化不良
- 冷え症
- 冷えからくる胃の痛み

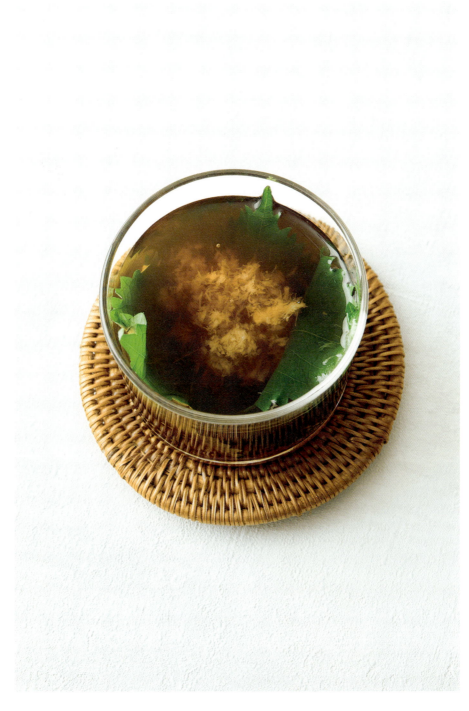

中国や台湾で定番の夏バテ予防ドリンク。
烏梅（梅の燻製）の代わりに梅干しで。

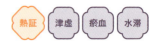

酸梅湯
（サンメイタン） HOT ICE

材料（2〜3杯分）

はちみつ梅干し ……… 1個
山査子*（乾燥スライス）……… 5、6枚
ハイビスカス（ローゼル）……… 小さじ2
氷砂糖 ……… 5、6個
熱湯 ……… 500㎖

*刻んだものなら小さじ1。酸味が強いため、胃酸が多い方は砂糖で練った山査子条（スティック）15〜20gを使い、氷砂糖を3、4個に減らすとよい。

つくり方

ティーポットにはちみつ梅干し、山査子、ハイビスカス、氷砂糖を入れ、熱湯を注ぐ。粗熱がとれたら冷蔵庫で冷やす。

● 熱湯の代わりに水を注いで冷蔵庫で一晩置き、水出しにしてもよい。
● 冷茶で楽しむお茶だが、温かいまま飲んでもよい。

暑気あたり　汗かき
血行不良　むくみ

梅干し

五臓の脾をととのえ消化促進の作用をもつ。疲労回復や暑気あたりにもよい。酸味による収斂作用から、口の渇きや咳止めとしても用いられる。

山査子

肉料理などの脂っこいものの消化を促進する。血の巡りをよくし、コレステロールや血圧を下げるはたらきもあるので、ダイエットや生活習慣病にもよい。

ハイビスカス

からだの余分な熱を冷まし、水の巡りをよくするはたらきがあるので、夏バテやむくみによい。また、血の巡りをよくするため、シミ・ソバカスなど美肌にもよい。

氷砂糖

気を補い肺を潤すはたらきがあり、疲労や夏バテ、食欲不振、空咳などによい。

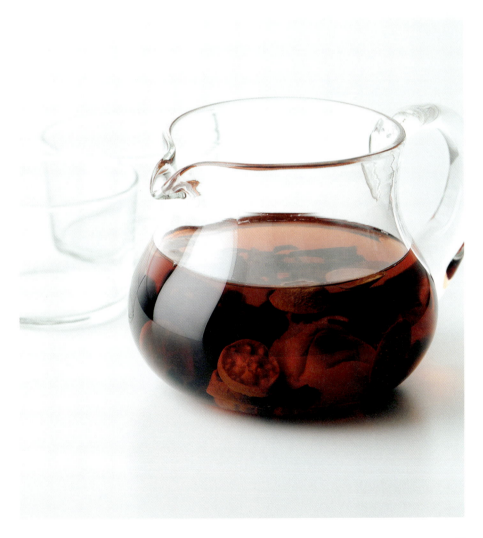

冷えが気になるときはこの組み合わせ。
冬はお湯割り、夏はソーダ割りがおすすめ。

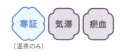

寒証（温茶のみ）　気滞　瘀血

シナモン生姜レモネード HOT ICE

材料（つくりやすい分量）

おろし生姜 ……… 大さじ2
レモン（スライス）……… 1個分
シナモン ……… 1本
丁子（クローブ）……… 3〜5個
はちみつ ……… 大さじ3〜5
熱湯または炭酸水 ……… 適量

つくり方

1 保存容器に生姜、レモン、シナモン、丁子を入れ、はちみつをかける。冷蔵庫で一晩置く。

2 グラスやカップに1のシロップ大さじ1〜2とレモン1〜2枚を入れ、熱湯か炭酸水150〜200mlを注ぐ。

●冷蔵庫に保存し、1週間以内に飲みきる。

生姜

新陳代謝を高めてからだを温め、血行を促進させ、食欲を増進させる。風邪の初期症状、冷えで悪化する咳や痰に有効。むくみによく、発汗や利尿作用もある。

レモン

ほてりを鎮め、潤いを養うことから、夏バテ回復などによい。消化を助け、疲労を回復させる効果も。実は涼性だが、皮のみだと温性となる。

シナモン

冷えからくる腹痛、関節痛、月経痛などの痛みをやわらげる。脾のはたらきをよくして、消化機能を高めるため、食欲がないときにも。

丁子

お腹を温め、消化を助けるため、吐き気や腹痛の緩和によい。冷えによる精機能の低下や、冷え症の改善にも。

はちみつ

肺を潤し、咳、痰、皮膚の乾燥によく、風邪予防に効果的。腸を潤し、便通をよくする。口内炎にもよい。

こんな悩みに

- 冷え症
- 夏バテ
- 寒がり

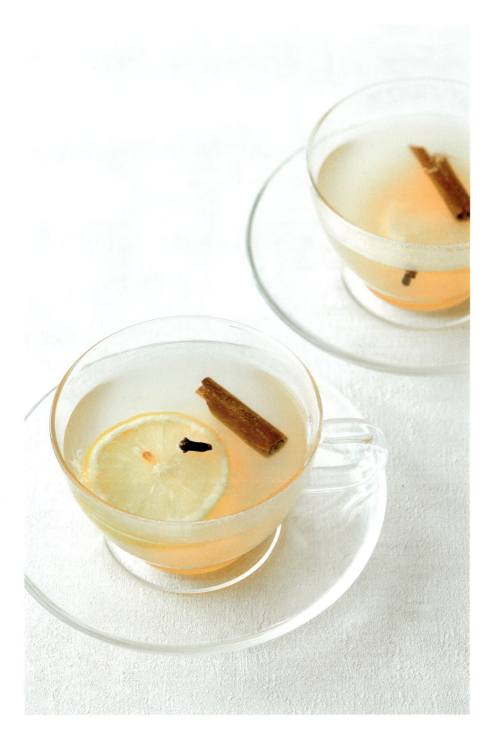

気・血・水を補うバランスのよい組み合わせ。
具材も食べてエネルギー補給できます。

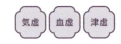

食べる薬膳茶 HOT

材料（1杯分）

竜眼（乾燥）……… 2〜3個
なつめ ……… 1個分
　（スライス、またはホールに穴をあけるか切り込みを入れておく）
クコの実 ……… 小さじ1
炒り黒豆 ……… 4〜5粒
熱湯 ……… 150〜200㎖

つくり方

カップに竜眼、なつめ、クコの実、黒豆を入れ、熱湯を注ぎ、4〜5分蒸らす。

竜眼

南国でロンガンと呼ばれる果物。気を補い、脾を元気にするため、疲労回復によい。五臓の心を養い、不安感や不眠にも効果的。漢方薬にも用いられ、心身の健康によい。

なつめ

滋養強壮のはたらきがあり、胃腸の調子をととのえるので、食欲不振やからだの疲れによい。気持ちの落ち込みや、イライラ、不眠などこころの疲れもやわらげる。

クコの実

滋養強壮効果があり、目の疲れ、老化防止によい。耳鳴り、足腰の脱力、精力減退、空咳を改善する。生活習慣病の予防にも効果的。

黒豆

滋養強壮や月経不順、腰痛、老化防止によい。血や水の巡りをよくするため、生活習慣病の予防やむくみにも効果的。

- からだの疲れ
- こころの疲れ
- 滋養強壮
- 不眠
- 不安感
- 乾燥肌
- 老化防止

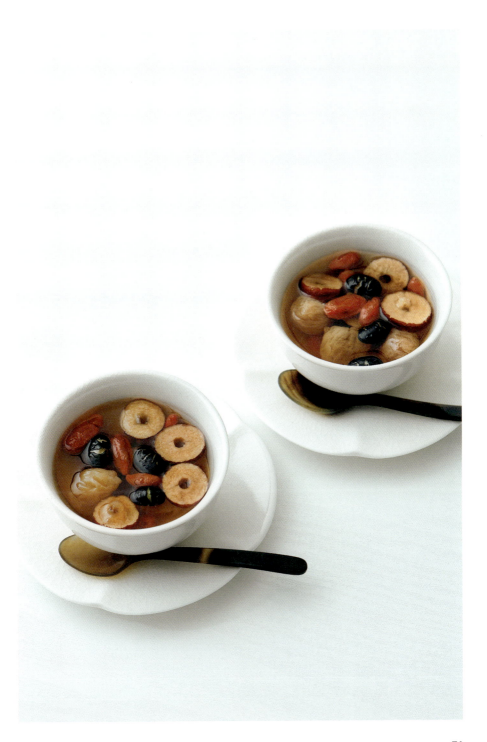

五臓の「肝」と「腎」をいたわりたいときに。
アンチエイジングが気になる人にも。

クコとベリーの
ビネガーシロップ HOT ICE

材料（つくりやすい分量）

好みの酢（穀物酢、米酢、りんご酢、黒酢など）
　　　……… 200㎖
ミックスベリー（冷凍）とクコの実
　　　……… あわせて200g
氷砂糖 ……… 200g
熱湯または炭酸水 ……… 適量

つくり方

アルコールまたは熱湯で消毒した清潔な保存容器に、ミックスベリーとクコの実、氷砂糖を入れ、酢を注ぐ。1〜2時間後に氷砂糖が溶けたら飲みごろ。熱湯や炭酸水で、4〜5倍に薄めて飲む。

●シロップは必ず薄めて飲むこと。
●冷蔵庫に保存し、1か月以内に飲みきる。

酢

肝を養い、血の巡りをよくする。胃をととのえるため、消化不良や食欲不振によい。疲労回復効果も。

ミックスベリー

肝腎を養うため、視力低下や白髪など、加齢で起こる不調によい。抗酸化作用があり、ホルモンバランスをととのえることから、女性の健康や美容、アンチエイジングにも効果的。

クコの実

滋養強壮効果があり、目の疲れ、老化防止によい。耳鳴り、足腰の脱力、精力減退、空咳を改善する。生活習慣病の予防にも効果的。

氷砂糖

気を補い肺を潤すはたらきがあり、疲労や夏バテ、食欲不振、空咳などによい。

- 乾燥肌
- シワ
- ほうれい線
- 老化防止
- 目の疲れ

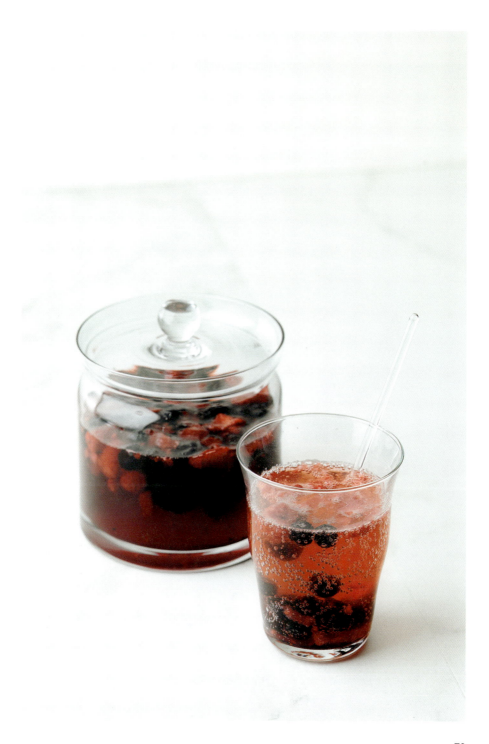

杏仁とクコは肺を潤す取り合わせ。
空咳や皮膚の乾燥、秋冬の保湿ケアに。

杏仁茶 <small>あんにん</small> `HOT`

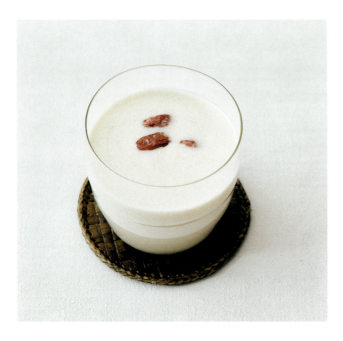

杏仁霜（きょうにんそう）

肺を潤し、咳、痰、皮膚の乾燥によく、風邪予防に効果的。腸を潤し、便通をよくする。口内炎にもよい。

クコの実

滋養強壮効果があり、目の疲れ、老化防止によい。耳鳴り、足腰の脱力、精力減退、空咳を改善する。生活習慣病の予防にも効果的。

オーツミルク

五臓の脾をととのえるため、胃もたれや消化不良によいとされる。食物繊維が豊富で便秘改善やコレステロール値を下げるとも期待されている。

材料（1杯分）

杏仁霜 ……… 大さじ1
クコの実 ……… 小さじ1
オーツミルク（豆乳、アーモンドミルクでもよい） ……… 200㎖

つくり方

カップに杏仁霜、クコの実、オーツミルクを入れ、よく混ぜる。電子レンジ（600W）で2分ほど温める。

こんな悩みに

- 乾燥肌
- のどの乾燥
- 空咳

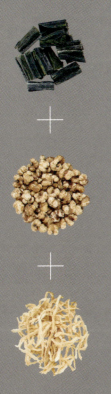

dashi ingredients
―――――――――――――

"ちょい足し食材"で つくれる手軽な 薬膳だし茶

"ちょい足し食材"でつくる手軽なスープを
"薬膳だし茶"と呼んでいます。
かつお節や昆布などの乾物は、お湯を注ぐだけで
おいしいだしがとれる食材。小腹を満たすうえに、
からだの調子をととのえてくれて、一石二鳥です。
塩味がほしいときは、塩や醤油、味噌を足して。

気を補う椎茸と高麗人参で、
疲れたときのパワーチャージを！

高麗人参の椎茸だし茶 HOT

材料（1杯分）

ほうじ茶 ──── 小さじ1
干し椎茸（スライス）──── 3g
高麗人参（輪切り）──── 2g
醤油 ──── 小さじ1
黒胡椒 ──── 少々
熱湯 ──── 200㎖

つくり方

1 カップに干し椎茸、高麗人参を入れ、熱湯でいれたほうじ茶を注ぐ。

2 1を電子レンジ（600W）で1分ほど温め、高麗人参をやわらかくする。

3 醤油、黒胡椒を加えてよく混ぜて飲む。

●やわらかくもどった干し椎茸と高麗人参も食べられる。ご飯にかけてお茶漬けにしたり、ご飯を入れて小鍋で煮て雑炊にしても。

ほうじ茶

緑茶を焙じてつくられるお茶で、製造工程で熱が加わるため、緑茶の冷やす性質がやわらぐと考えられ、寒証向き。カフェインも軽減されるため、胃腸が弱い人にもよい。

高麗人参

気・血・水を補い、滋養強壮によい。疲れや体力低下、食欲不振、軟便気味のときに用いられる。高熱によって汗をかきすぎたときなどの渇きを潤す。

干し椎茸

気を補う力が強いため、体力低下や食欲不振、老化防止によい。干し椎茸のβグルカンは免疫機能の増強によいとされる。

醤油

消化を助け、食中毒の予防や食欲増進によい。解毒作用もある。

黒胡椒

お腹を温め、胃の気を補うため、消化不良や食欲不振、胃痛、腹痛に。冷えによる血行不良にもよい。

こんな悩みに

- 疲れ
- 食欲不振
- たるみ
- 滋養強壮
- 冷え症
- 老化防止

dashi ingredients

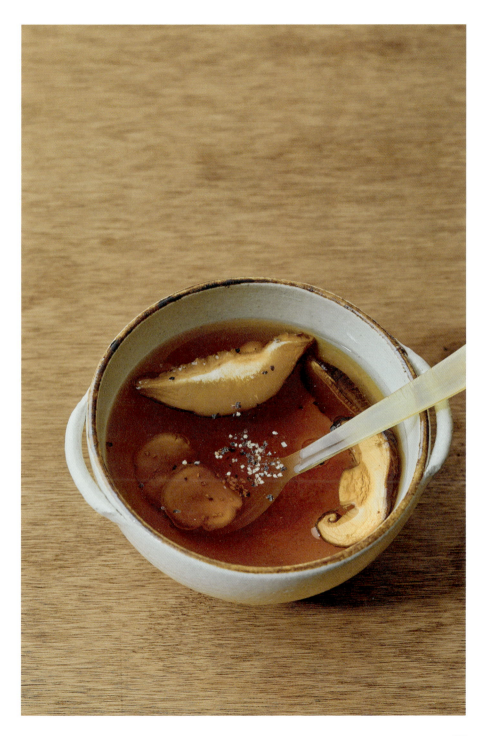

五臓の「腎」を養う、黒い食材の取り合わせはアンチエイジングにもおすすめ。

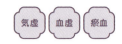

黒だし茶 HOT

材料（1杯分）

かつお節 ……… 1パック（2g）
炒り黒豆 ……… 4〜5粒
黒ごま ……… 少々
熱湯 ……… 200㎖

つくり方

カップにかつお節、黒豆、黒ごまを入れ、熱湯を注ぐ。塩味がほしい場合は、塩や醤油、味噌で味をととのえる。

かつお節

気力を補うことから、疲労、体力低下、老化防止に用いられる。血を滋養するため、不眠によいほか、心血管の健康維持にも効果的。

黒豆

滋養強壮や月経不順、腰痛、老化防止によい。血や水の巡りをよくするため、生活習慣病の予防やむくみにも効果的。

黒ごま

耳鳴り、めまい、足腰に力が入らない、肌や髪がパサつくなどのエイジングによるトラブルによい。腸を潤すため、乾燥からくる便秘にもよい。

- 滋養強壮
- 貧血
- 老化防止
- 乾燥肌

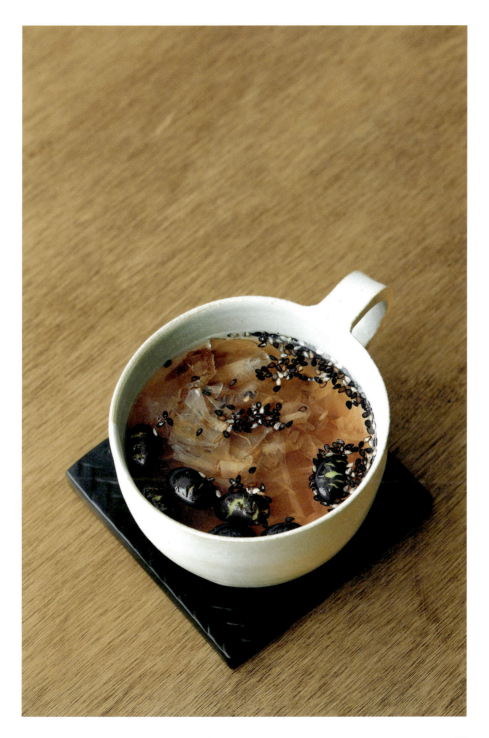

かつお節と梅干しは滋養強壮に効果的。
梅の酸味は汗で奪われた潤いを補給します。

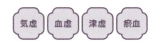

梅と白ごまのかつおだし茶　HOT

材料（1杯分）

ほうじ茶 ……… 小さじ1
かつお節 ……… 1パック（2g）
梅干し ……… 1個
白ごま ……… 少々
熱湯 ……… 200㎖

つくり方

カップにかつお節、梅干し、白ごまを入れ、熱湯でいれたほうじ茶を注ぐ。

●ゆでた温かいうどんにかけたり、ご飯にかけてお茶漬けにするのもおすすめ。

ほうじ茶

緑茶を焙じてつくられるお茶で、製造工程で熱が加わるため、緑茶の冷やす性質がやわらぐと考えられ、寒証向き。カフェインも軽減されるため、胃腸が弱い人にもよい。

かつお節

気力を補うことから、疲労、体力低下、老化防止に用いられる。血を滋養するため、不眠によいほか、心血管の健康維持にも効果的。

梅干し

五臓の脾をととのえ消化促進の作用をもつ。疲労回復や暑気あたりにもよい。酸味による収斂作用から、口の渇きや咳止めとしても用いられる。

白ごま

皮膚や腸粘膜を潤すはたらきがあり、肌の乾燥や便秘予防、髪のパサつきによい。

こんな悩みに

- 夏バテ
- 疲労回復
- 尿もれ
- 暑気あたり
- 汗かき
- 血行不良

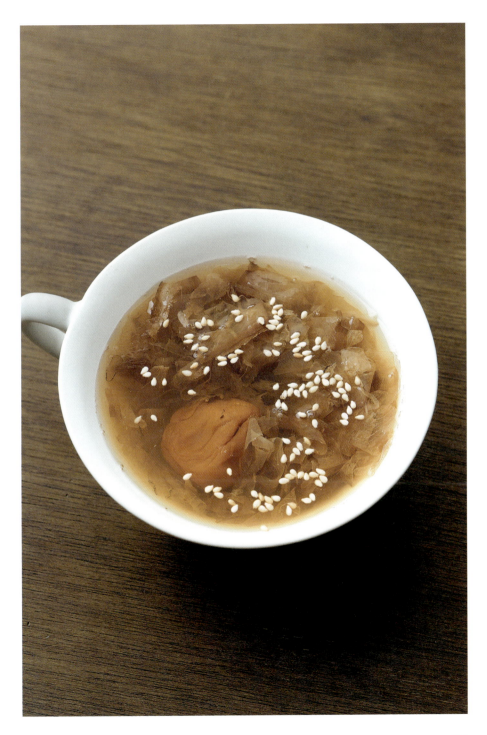

昆布とはと麦が余分な水の排出をサポート。
切り干し大根は痰切りや消化を助けます。

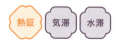
熱証　気滞　水滞

切り干し大根と
はと麦の昆布だし茶 HOT

材料（1杯分）

刻み昆布 ……… 2g
はと麦（そのまま食べられるタイプ） ……… 小さじ2
切り干し大根 ……… 3g
熱湯 ……… 200㎖

つくり方

カップに昆布、はと麦、切り干し大根を入れ、熱湯を注ぐ。

●やわらかくもどった昆布や切り干し大根、はと麦も食べられる。

昆布

からだに溜まった余分な水を排出するため、むくみによい。ポリープ、腫瘍などの改善にも。

はと麦

そのまま食べられるように、殻をとって種実を焙じたもの。はと麦茶と同じはたらきで、水分代謝をよくするためむくみ改善に用いられるほか、肌荒れやイボにも効果あり。

切り干し大根

消化酵素を多くもつ大根は、胃の気を下げるため、消化不良や吐き気、痰切りに役立つ。食べすぎた翌日の胃腸の調整やのどの痛みにも効果的。

こんな悩みに

- むくみ
- 吹き出物
- 膨満感
- 重だるさ
- ポリープ
- 消化不良

dashi ingredients

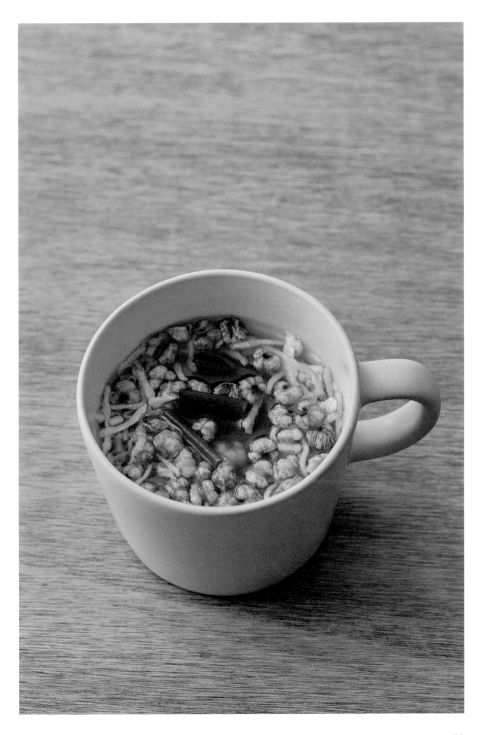

からだを温める干し海老と七味唐辛子。
血の巡りをよくしたいときに。

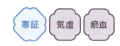

ピリ辛干し海老だし茶　HOT

材料（1杯分）

ほうじ茶 ……… 小さじ1
干し海老 ……… 小さじ2
七味唐辛子 ……… 少々
熱湯 ……… 200㎖

つくり方

カップに干し海老を入れ、熱湯でいれた
ほうじ茶を注ぐ。七味唐辛子をふる。

ほうじ茶

緑茶を焙じてつくられるお茶で、製造工程で熱が加わるため、緑茶の冷やす性質がやわらぐと考えられ、寒証向き。カフェインも軽減されるため、胃腸が弱い人にもよい。

干し海老

気血を補い、からだを温めるため、疲労回復や滋養強壮によく、冷えの改善にも役立つ。

七味唐辛子

脾胃を温め、血行をよくするため、消化不良や食欲不振、胃痛、腹痛に効果的。冷え症の改善によい。

| 冷え症 |
| 足腰のだるさ |
| 血行不良 |
| 老化防止 |

dashi ingredients

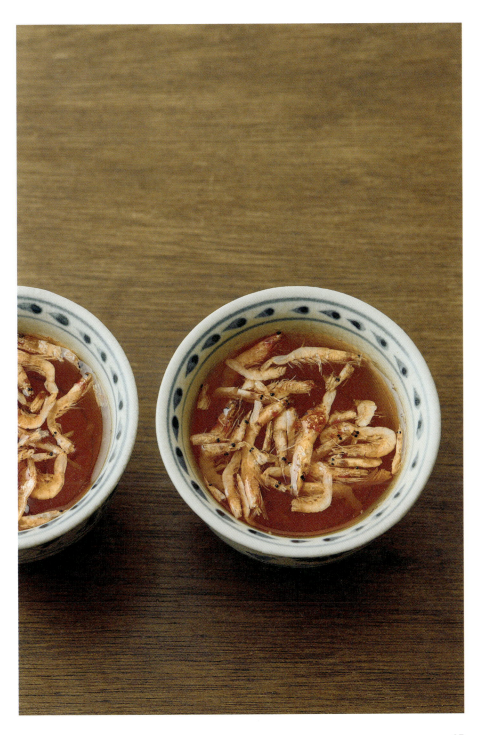

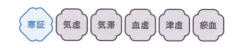

台湾の定番朝ごはんで手軽に薬膳を。
体質に合わせてトッピングをちょい足しして！

鹹豆漿 （シェントウジャン） HOT

材料（1杯分）

豆乳（無調整）……… 200ml
酢（穀物酢、米酢、黒酢）……… 小さじ2
醤油 ……… 小さじ1

つくり方

1 耐熱カップに豆乳を入れ、電子レンジ（600W）で2分加熱する。

2 温まった1に酢と醤油を入れて混ぜると、とろっとしてくる。全体がふるふるの食感になるまで、スプーンで底からすくうように大きく混ぜる。自分のタイプに合わせて、食材をトッピングする。

血虚 津虚 ── クコの実、松の実
寒証 気虚 ── 干し海老、ねぎ
　　　　　　（長ねぎや小ねぎなど）
気滞 瘀血 ── パクチー

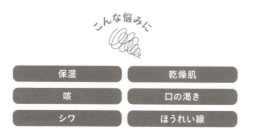

こんな悩みに

- 保湿
- 乾燥肌
- 咳
- 口の渇き
- シワ
- ほうれい線

豆乳
血を補い、体液を増やし、潤い効果をもたらす。貧血、低血圧、気管支が弱い、鼻がつまる、粘りのある痰が出る、口が渇くなどの症状によい。

酢
肝を養い、血の巡りをよくする。胃をととのえるため、消化不良や食欲不振によい。疲労回復効果も。

醤油
消化を助け、食中毒の予防や食欲増進によい。解毒作用もある。

クコの実
滋養強壮効果があり、目の疲れ、老化防止によい。耳鳴り、足腰の脱力、精力減退、空咳を改善する。生活習慣病の予防にも効果的。

松の実
血を補い、からだの中、皮膚や髪の毛に潤いを与え、滋養強壮効果によって老化防止に有効。空咳、便秘の解消によい。

干し海老
気血を補い、からだを温めるため、疲労回復や滋養強壮によく、冷えの改善にも役立つ。

ねぎ
温めて発汗を促すため、寒気や悪寒など、風邪のひきはじめの症状や、冷え症によい。胃をととのえるので、食欲不振や消化不良にも。

パクチー
脾をととのえ、消化を促進するため、消化不良や食欲不振によい。気の巡りをよくし、毒素を排出する作用も。

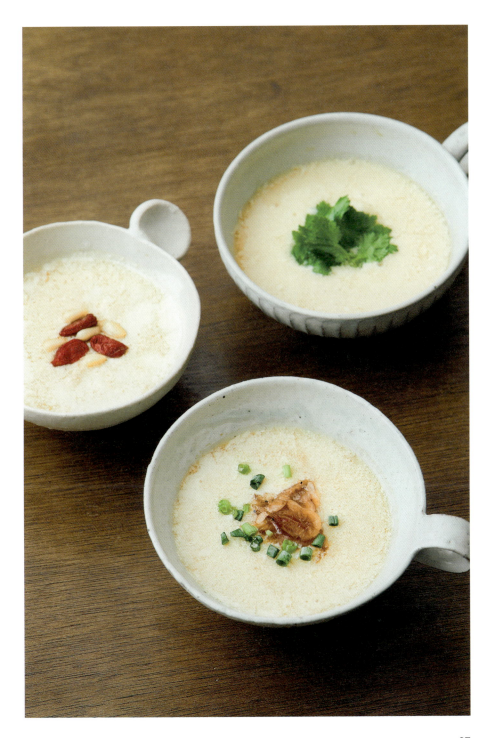

87

薬膳ドリンクについての
よくある質問にお答えします！

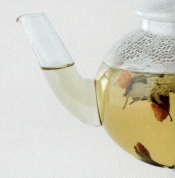

Q 薬膳ドリンクは、一日に何回くらい飲んでもいいですか？

A 回数に決まりはありません。

薬膳ドリンクは食養生のひとつなので、回数に決まりはありません。ただし、カフェインを含むお茶を使っている薬膳ドリンクは、たくさん飲みすぎると眠れなくなることがあるので、夕方以降は控えめにしましょう。

Q 薬膳ドリンクはいつ飲むのがいいですか？

A カフェインが含まれているかどうかで判断しましょう。

緑茶や紅茶、ほうじ茶など、カフェインやタンニンが含まれている茶葉を使う薬膳ドリンクは、空腹時に飲むと胃への刺激が強いので、特に胃が弱い方は食後に飲むようにしましょう。ルイボスティーやはと麦茶＆コーン茶ベースの薬膳ドリンク、茶葉を使わない薬膳ドリンクは、お好きなときにどうぞ。

Q 中国茶は飲みきりですか？

A 何回かお湯をさして飲めますが、薄くなります。

中国茶は何度かお湯をさして楽しめるお茶ですが、2煎目以降は徐々に成分や味が薄くなります。

Q 一日のうちにいろいろな種類の薬膳ドリンクを飲んでもいいですか？

A 大丈夫です。

複数の薬膳ドリンクを飲んでも問題ありません。自分の体調に合わせて選びましょう。

Q アイスドリンクに氷を入れてもいいですか？

A おすすめはしませんが、決まりはありません。

薬膳では氷を入れた飲み物は、胃腸を冷やしすぎてしまうと考えます。そのため、あまりおすすめはしませんが、ここ数年は真夏に猛暑日が増えているので、そのときの気温や体調に合わせて選びましょう。

Q 自分でブレンドを考えたいのですが、どのようにすればいいですか?

A 初心者は同じ「五性」の性質を合わせてみましょう。

できるだけ「五性」の性質が似たもの同士を組み合わせるのがコツです。たとえば、「シナモン」と「生姜」は「温めるもの」同士、「菊花」と「ミント」は「冷やすもの」同士で似ています。お悩みに合わせて、1、2種類の食材をちょい足しするシンプルなブレンドを考えてみるといいでしょう。

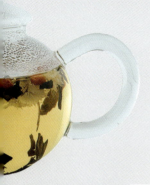

Q 山査子やクコの実などのちょい足し食材が余ったら、薬膳ドリンク以外の使い道はありますか?

A 料理に使ってみましょう。

山査子はお酢に漬け込めば、さわやかな酸味の「山査子酢」として、普通のお酢と同じように使えます。清潔な瓶に山査子小さじ2、好みのお酢200㎖を入れて3日ほど漬け込むだけ。また、クコの実も同じように、小さじ2をみりん200㎖で漬ければ、「クコみりん」に。なつめや高麗人参は、鶏肉と相性抜群。適量を一緒に煮込んで、スープやお粥、鍋などにするのがおすすめです。

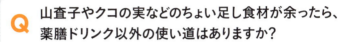

Q なつめや高麗人参など、スーパーで売っていないちょい足し食材はどこで買えばいいですか?

A インターネット通販などで購入できます。

この本の薬膳ドリンクには、インターネット通販で手軽に購入できる薬膳食材だけを選んで使いました。実店舗で購入する場合は、漢方薬局、漢方薬店、業務用スーパー、輸入食材店、中華街などで購入可能です。

> **❗ 薬膳ドリンクは食養生のひとつ**
>
> 薬膳ドリンクはあくまでも健康をサポートするための飲み物です。長引く不調がある場合は、病院や薬局、薬店で相談してください。

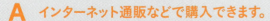

この本に登場するお茶と食材

「五性」「寒熱」について（8ページ参照）
「気・血・水」について（12ページ参照）

お茶

＊五性に諸説あり

ベースのお茶	五性	寒熱／気・血・水	はたらき	索引
緑茶	涼	熱証 気滞・水滞	からだの熱を冷まし、消化を促す。頭痛やのどの痛み、口内炎、吹き出物、目の充血などの炎症をやわらげる。日本茶と中国茶、どちらの緑茶でもよい。	18、20、22
ほうじ茶	平＊	気虚・水滞	緑茶を焙じてつくられるお茶で、製造工程で熱が加わるため、緑茶の冷やす性質がやわらぐと考えられている。カフェインも軽減されるため、胃腸が弱い人にもよい。	24、26、27、76、80、84
烏龍茶	涼〜平	熱証 瘀血・水滞	消化を助け、脂肪の分解を促進し、吸収を抑制するため、脂っこい食事のお供によい。体内の余分な水を排出するほか、肺を潤す作用もある。	28、30、31
ジャスミン茶	涼	熱証 気滞・水滞	緑茶や烏龍茶にジャスミンの花の香りをつけたもの。からだの熱を冷まし、消化を促す。気の巡りをよくするため、イライラや憂鬱な気分などの精神を安定させる。ジャスミンの花は温性。	32、34、35
紅茶	温	寒証 瘀血・水滞	からだを温め、精神を安定させる。血の巡りをよくするため、冷えや肩こりによい。利尿作用が強いので、むくみにも有効。	36、38、39
レッド ルイボスティー	平＊	気滞・瘀血・水滞	抗酸化作用が強く、老化防止やアレルギー緩和によい。発酵茶で血の巡りをよくすることから、血行不良やストレスを軽減する作用も。	40、42、43、44
グリーン ルイボスティー	涼〜平＊	熱証 気滞・水滞	レッドルイボスティーより強い抗酸化作用をもつグリーンルイボスティーは、非発酵茶で皮膚の炎症やアレルギー予防によい。クセがなくさわやかな風味をもつ。	46、47
甜茶	平＊	津虚	肺を潤し、咳やのどの痛みをやわらげ、アレルギー症状の緩和に役立つことから、花粉シーズンに人気。血糖値の調整にもよいとされる。	48、50
びわの葉茶	平	津虚・気滞・水滞	漢方薬にも用いられるびわの葉は、肺を潤し炎症を鎮め、咳止めの効果がある。また、胃の気をととのえるため、消化不良や胃痛にもよい。	51、53
はと麦茶	涼	熱証 気虚・水滞	はと麦を殻ごと焙じたお茶。焙じる前の種子は「薏苡仁（ヨクイニン）」と呼ばれる漢方生薬。水分代謝をよくするためむくみ改善に用いられるほか、肌荒れやイボにも効果あり。	54、56、57
コーン茶	平	気虚・水滞	からだの水分代謝をよくし、余分な水を排出するため、むくみや血圧の調整に用いられる。実は胃腸を元気にし、ヒゲには強い利尿作用があるため、ヒゲ入りを選ぶとよい。	54、56、57
コーヒー	平〜温＊	気滞・瘀血・水滞	五臓の心を活性化することで眠気を飛ばし、集中力を高める。脂肪燃焼を促し、気血の巡りをよくする作用も。	58、60

90

食材

ちょい足し食材	五性	寒熱／ 気・血・水	はたらき	索引
青じそ	温	寒証 気滞	気の巡りをよくして、胃腸のはたらきをととのえるため、食欲増進や腹部の張りによい。魚介類の食中毒予防や中毒症状の緩和にも用いられる。	64
梅干し(梅)	平	気虚・津虚 ・気滞	五臓の脾をととのえ消化促進の作用をもつ。疲労回復や暑気あたりにもよい。酸味による収斂作用から、口の渇きや咳止めとしても用いられる。	66、80
オーツミルク (オーツ麦)	平	気虚・気滞	五臓の脾をととのえるため、胃もたれや消化不良によいとされる。食物繊維が豊富で便秘改善やコレステロール値を下げるとも期待されている。	74
かつお節	温	寒証 気虚・血虚	気力を補うことから、疲労、体力低下、老化防止に用いられる。血を滋養するため、不眠によいほか、心血管の健康維持にも効果的。	78、80
菊花	涼	熱証 気滞	頭痛やのぼせ、花粉症を防ぐ。目の充血や乾燥、かすみを改善させる。めまいやイライラ、高血圧に。吹き出物、腫れ物の解毒にもよい。	30、46 50、53
きゅうり	寒	熱証 津虚・水滞	熱を排出して解毒するはたらきがあり、からだを冷やすため、夏による。むくみや熱中症の予防にもよい。	22
杏仁霜 (杏仁)	温	津虚	肺を潤し、咳、痰、皮膚の乾燥によく、風邪予防に効果的。腸を潤し、便通をよくする。口内炎にもよい。	58、74
切り干し大根 (大根)	涼	熱証 気滞・水滞	消化酵素を多くもつ大根は、胃の気を下げるため、消化不良や吐き気、痰切りに役立つ。食べすぎた翌日の胃腸の調整やのどの痛みにも効果的。	82
クコの実	平	血虚・津虚	滋養強壮効果があり、老化防止によい。目の疲れ、耳鳴り、足腰の脱力、精力減退、空咳を改善する。生活習慣病の予防にも効果的。	44、53、62、 70、72、74、 86
黒胡椒 (胡椒)	熱	寒証 気虚・気滞 ・瘀血	お腹を温め、胃の気を補うため、消化不良や食欲不振、胃痛、腹痛に。冷えによる血行不良にもよい。	57、60、 76
黒ごま	平	血虚・津虚	耳鳴り、めまい、足腰に力が入らない、肌や髪がパサつくなどのエイジングによるトラブルによい。腸を潤すため、乾燥からくる便秘にもよい。	78
黒豆	平	血虚・瘀血 ・水滞	滋養強壮や月経不順、腰痛、老化防止によい。血や水の巡りをよくするため、生活習慣病の予防やむくみにも効果的。	54、70、 78

91

ちょい足し食材	五性	寒熱／ 気・血・水	はたらき	索引
高麗人参 こうらい	温	寒証 気虚・血虚 ・津虚	気・血・水を補い、滋養強壮によい。疲れや体力低下、食欲不振、軟便気味のときに用いられる。高熱によって汗をかきすぎたときなどの渇きを潤す。	56、76
氷砂糖	平	気虚・津虚	気を補い肺を潤すはたらきがあり、疲労や夏バテ、食欲不振、空咳などによい。	66、72
黒糖	温	寒証 血虚・瘀血	血を補うため、出産後の不正出血、体力回復、貧血によい。お腹を温めるため、冷えからくる月経痛や月経不振など、女性特有のトラブルにも。	64
昆布	寒	熱証 水滞	からだに溜まった余分な水を排出するため、むくみによい。ポリープ、腫瘍などの改善にも。	82
山査子 さんざし	温	気滞・瘀血	肉料理などの脂っこいものの消化を促進する。血の巡りをよくし、コレステロールや血圧を下げるはたらきもあるので、ダイエットや生活習慣病にもよい。	28、43、66
七味唐辛子 （唐辛子）	熱	寒証 気滞、瘀血	脾胃を温め、血行をよくするため、消化不良や食欲不振、胃痛、腹痛に効果的。冷え症の改善によい。	84
シナモン	熱	寒証 瘀血	冷えからくる腹痛、関節痛、月経痛などの痛みをやわらげる。脾のはたらきをよくして、消化機能を高めるため、食欲がないときにも。	36、48、68
生姜 しょうが	温	寒証 気滞・瘀血 ・水滞	新陳代謝を高めてからだを温め、血行を促進させ、食欲を増進させる。風邪の初期症状、冷えで悪化する咳や痰に有効。むくみによく、発汗や利尿作用もある。	48、64、68
醤油	寒	熱証 津虚	消化を助け、食中毒の予防や食欲増進によい。解毒作用もある。	76、86
白ごま	平	気虚・津虚	皮膚や腸粘膜を潤すはたらきがあり、肌の乾燥や便秘予防、髪のパサつきによい。	80
酢	温	寒証 気滞・瘀血	肝を養い、血の巡りをよくする。胃をととのえるため、消化不良や食欲不振によい。疲労回復効果も。	72、86
丁子 ちょうじ （クローブ）	温	寒証 気虚・気滞 ・瘀血	お腹を温め、消化を助けるため、吐き気や腹痛の緩和によい。冷えによる精機能の低下や、冷え症の改善にも。	26、36、68

ちょい足し食材	五性	寒熱／ 気・血・水	はたらき	索引
豆乳	平	気虚・血虚 ・津虚	血を補い、体液を増やし、潤い効果をもたらす。貧血、低血圧、気管支が弱い、鼻がつまる、粘りのある痰が出る、口が渇くなどの症状によい。	86
なつめ	平	気虚・血虚	滋養強壮のはたらきがあり、胃腸の調子をととのえるので、食欲不振やからだの疲れによい。気持ちの落ち込みや、イライラ、不眠などこころの疲れもやわらげる。	24、42、70
ねぎ	温	寒証 気滞・瘀血	温めて発汗を促すため、寒気や悪寒など、風邪のひきはじめの症状や、冷え症によい。胃をととのえるので、食欲不振や消化不良にも。	86
パイナップル	平	熱証 気虚・津虚 ・気滞	余分な熱を冷まし、消化を助けるため、ほてりや暑気あたりの改善、消化不良によい。	31
ハイビスカス （ローゼル）	涼	熱証 水滞	からだの余分な熱を冷まし、水の巡りをよくするはたらきがあるので、夏バテやむくみによい。また、血の巡りをよくするため、シミ・ソバカスなど美肌にもよい。	66
パクチー	温	寒証 気滞・瘀血	脾をととのえ、消化を促進するため、消化不良や食欲不振によい。気の巡りをよくし、毒素を排出する作用も。	86
はちみつ	平	気虚・津虚	肺を潤し、咳、痰、皮膚の乾燥によく、風邪予防に効果的。腸を潤し、便通をよくする。口内炎にもよい。	62、68
はと麦	涼	熱証 気虚・水滞	そのまま食べられるように、殻をとって種実を焙じたもの。はと麦茶と同じはたらきで、水分代謝をよくするためむくみ改善に用いられるほか、肌荒れやイボにも効果あり。	82
干し海老 （海老）	温	寒証 気虚、血虚	気血を補い、からだを温めるため、疲労回復や滋養強壮によく、冷えの改善にも役立つ。	84、86
干し椎茸 （椎茸）	平	気虚	気を補う力が強いため、体力低下や食欲不振、老化防止によい。干し椎茸のβグルカンは免疫機能の増強によいとされる。	76
玫瑰花	温	寒証 気滞・瘀血	気血を巡らせるため、ストレスによる不調や月経前不調の緩和に役立つ。シミやくすみを薄くするといわれ、美容効果も高い。ローズで代用可。	40
松の実	温	気虚・血虚 ・津虚	血を補い、からだの中、皮膚や髪の毛に潤いを与え、滋養強壮効果によって老化防止に有効。空咳、便秘の解消によい。	86

ちょい足し食材	五性	寒熱／ 気・血・水	はたらき	索引
ミックスベリー （ブルーベリー、 ラズベリーなど）	―	血虚・津虚 ・瘀血	肝腎を養うため、視力低下や白髪など、加齢で起こる不調によい。抗酸化作用があり、ホルモンバランスをととのえることから、女性の健康や美容、アンチエイジングにも効果的。	44、72
ミニトマト （トマト）	涼	熱証 津虚・気滞	余分な熱を冷まし、潤いを養うため、ほてりや夏バテの予防によい。また、抗酸化作用が強いため、日焼け後の炎症を鎮め、肌の健康や美白にも効果的。	62
ミント （スペアミント、 ペパーミント、 薄荷）	涼	熱証 気滞	気分をリフレッシュさせ、イライラ、顔のほてり、頭痛、目の充血などがあるときによい。花粉症による鼻づまり、風邪によるのどの腫れや痛みにもよい。胃の不調を解消する。	18、50
柚子の皮	温	寒証 津虚・気滞 ・水滞	脾を温め、気を巡らせるため、消化不良や食欲不振によい。咳や痰の切れをよくするほか、冷えや風邪予防にも役立つ。皮は温性だが、実は涼性となる。	32、38、51
竜眼	温	寒証 気虚・血虚	南国でロンガンと呼ばれる果物。気を補い、脾を元気にするため、疲労回復によい。五臓の心を養い、不安感や不眠にも効果的。漢方薬にも用いられ、心身の健康によい。	34、39、 42、70
りんご	平	気虚・津虚 ・気滞	胃腸にはたらき、消化を促進するため、消化不良や胃もたれによい。下痢や便秘などの腸内環境もととのえるほか、美肌にも効果的。	27
レモン	涼	熱証 津虚・気滞 ・水滞	ほてりを鎮め、潤いを養うことから、夏バテ回復などによい。消化を助け、疲労を回復させる効果も。実は涼性だが、皮のみだと温性となる。	47、62、 68
レモングラス	平 〜 温 *	気虚・気滞	消化を助け、巡りをよくするため、胃痛や腹痛、消化不良によい。レモンのようなさわやかな香りにはリラックス効果があり、ストレス緩和にも役立つ。	20、35

| 著者の店 |

漢方鍼灸 和氣香風

本書の著者、小林香里が東京・自由が丘で夫婦で営む、漢方薬店＆鍼灸院。漢方と鍼灸の双方からアプローチし、個々の体質や症状に合わせた処方や施術を行なう。

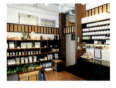
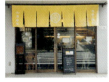
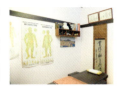

● 和氣香風　kakikofu.com
　東京都目黒区自由が丘1-16-10　電話03-6315-9124

| 監修 |

薬日本堂株式会社

日本最大の漢方相談専門店。
「一に養生、二に漢方」の考え方のもと、様々な業態で健康づくりをサポートしている。

店舗事業（3業態）

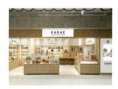
カガエ カンポウ ブティック

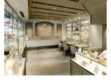
ニホンドウ漢方ブティック

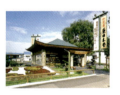
薬日本堂

ニホンドウ漢方ミュージアム

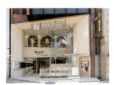
漢方ブティック

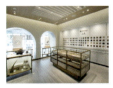
漢方ギャラリー

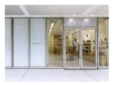
漢方スクール

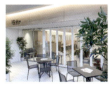
薬膳レストラン

● 薬日本堂　　www.nihondo.co.jp
● ニホンドウ漢方ミュージアム　www.nihondo.co.jp/shop/museum
● 薬日本堂漢方スクール　www.kampo-school.com
● 薬日本堂オンラインショップ　https://www.nihondo-shop.com

著者

小林香里

国際中医師
国際中医薬膳師
薬日本堂漢方スクール講師

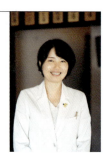

こばやしかおり●仕事の忙しさとストレスからからだを壊したことをきっかけに、国立北京中医薬大学日本校にて、漢方・薬膳を学びはじめる。 2005年4月、薬日本堂に入社し、店舗での漢方相談、取材対応、学術教育などを行なうかたわら、同社のスクール講師も務める。2017年に独立。鍼灸師の夫・山本浩士と共に、鍼灸院を併設した漢方薬店「漢方鍼灸 和氣香風」を開業。漢方相談を行ないながら、薬日本堂漢方スクールでも講師として活動中。著書に『いつもの飲み物にちょい足しするだけ！ 薬膳ドリンク』(小社刊)がある。

監修　薬日本堂

くすりにほんどう●1969年創業の日本最大の漢方専門店。個々の体質や悩みに合わせ、健康・美容をトータルにアドバイスする「ニホンドウ漢方ブティック」「カガエ カンポウ ブティック」「薬日本堂」を全国に展開。漢方の考え方をベースに健康的なライフスタイルを提案している。

Staff

装丁・デザイン／釜内由紀江、
　　　　　　　　石川幸彦、五十嵐奈央子（GRiD）
撮影／伊藤菜々子
スタイリング／田中優子
校正／ディクション
編集／大沼聡子

本書の内容に関するお問い合わせは、お手紙かメール（jitsuyou@kawade.co.jp）にて承ります。恐縮ですが、お電話でのお問い合わせはご遠慮くださいますようお願いいたします。

いつものお茶＋身近な食材で
まいにちのちょい足し薬膳ドリンク
ホットもアイスも！

2024年11月20日 初版印刷
2024年11月30日 初版発行

著 者　小林香里
監 修　薬日本堂
発行者　小野寺優
発行所　株式会社河出書房新社
　　　　〒162-8544
　　　　東京都新宿区東五軒町2-13
　　　　電話　03-3404-1201（営業）
　　　　　　　03-3404-8611（編集）
　　　　https://www.kawade.co.jp/

印刷・製本　三松堂株式会社
ISBN978-4-309-29454-4
Printed in Japan

落丁本・乱丁本はお取り替えいたします。
本書のコピー、スキャン、デジタル化等の無断複製は著作権法上での例外を除き禁じられています。本書を代行業者等の第三者に依頼してスキャンやデジタル化することは、いかなる場合も著作権法違反となります。